协和

血友病性骨关节病
外科治疗病例荟萃

Cases of Surgical Treatment for Haemophilic Osteoarthropathy

翁习生　主编

中国协和医科大学出版社

图书在版编目（CIP）数据

协和血友病性骨关节病外科治疗病例荟萃／翁习生主编 . —北京：中国协和医科大学出版社，2018.2

ISBN 978 - 7 - 5679 - 1021 - 8

Ⅰ.①协…　Ⅱ.①翁…　Ⅲ.①关节疾病 - 外科学 - 病案　Ⅳ.①R684

中国版本图书馆 CIP 数据核字（2018）第 011266 号

协和血友病性骨关节病外科治疗病例荟萃

主　　编：翁习生

责任编辑：吴桂梅

出版发行：中国协和医科大学出版社

（北京东单三条九号　邮编 100730　电话 65260431）

网　　址：www.pumcp.com

经　　销：新华书店总店北京发行所

印　　刷：北京新华印刷有限公司

开　　本：787×1092　1/16 开

印　　张：14.75

字　　数：200 千字

版　　次：2018 年 2 月第 1 版

印　　次：2018 年 2 月第 1 次印刷

定　　价：88.00 元

ISBN 978 - 7 - 5679 - 1021 - 8

编者名单

主　编　翁习生

审　阅　邱贵兴

编　者　（以姓氏拼音为序）：

边焱焱　北京协和医院骨科

董玉雷　北京协和医院骨科

范　彧　北京协和医院骨科

冯　宾　北京协和医院骨科

高　鹏　北京协和医院骨科

金　今　北京协和医院骨科

林　进　北京协和医院骨科

刘　勇　北京协和医院骨科

彭慧明　北京协和医院骨科

钱文伟　北京协和医院骨科

王升儒　北京协和医院骨科

翁习生　北京协和医院骨科

翟吉良　北京协和医院骨科

张保中　北京协和医院骨科

仉建国　北京协和医院骨科

翁习生，北京协和医院骨科主任

教授／主任医师，博士生导师，

中华医学会骨科分会副主任委员

中国医师协会骨科分会副会长

北京医学会骨科分会副主委

中华医学会骨科分会骨质疏松学组组长

北京医学会关节外科学组组长

《中华骨与关节外科杂志》副主编

《中华骨科杂志》副主编

《中华关节外科杂志》电子版副主编

《国际骨科杂志》副主编

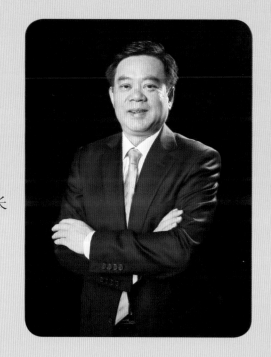

国家"863"重大专项课题首席专家、国家百千万人才工程专家，享受国务院特殊津贴，曾获得国家科技进步二等奖、北京市科学技术二等奖和吴杨奖一等奖等重要奖项，并承担国家自然科学基金重点项目、面上项目、北京市科委基金、博士点基金等多项科研项目，先后在国内外期刊发表论文120余篇。

前　言

　　血友病性骨关节病是因凝血因子缺乏导致的骨关节、肌肉等部位长期反复出血引起的骨关节破坏性病变，患者常表现为软组织挛缩、骨关节破坏、血友病性假瘤等，严重时导致患者肢体残疾、脏器受压等，严重影响患者的工作和生活。随着凝血因子替代治疗的出现和发展，血友病性骨关节病外科治疗成为可能，并为越来越多的患者解决了病痛。然而，血友病骨关节病患者手术时不仅要面临出血的风险，还面临骨结构发育异常、软组织挛缩、骨质疏松等挑战，因此，其治疗方式的选择、围手术期处理、并发症的预防及处理等与非血友病患者截然不同。

　　遗憾的是，由于血友病发病率低、国内在血友病骨关节病的治疗方面起步较晚，因此相关病例数相对较少。北京协和医院骨科自1996年以来共手术治疗200余例血友病骨关节病患者，病例数居全国前列。近几年来，北京协和医院骨科团队在总结以往经验基础上共发表30余篇文章，其中包括JBJS等SCI论文10余篇，并在国内外多种学术会议和组织中进行推广。在各种学术交流过程中笔者发现，国内不少同行有志于血友病骨关节病的手术治疗，但对疾病的认识、治疗方案的选择、手术疗效等方面仍存在很大的不足。为此，笔者挑选20年来我们收治的部分血友病性病例的临床资料，并结合国内外相关文献报道，编纂成本书，以病历的形式呈现我们在诊治病人过程中的经验和教训，希望能为广大骨科医师的临床工作提供借鉴。

由于对该疾病的认识所限，本书编纂过程必定存在不足和错误之处，且内容有待补充，错漏之处还望不吝指正。

翁习生

2018 年 1 月

目　　录

第一章

关节屈曲挛缩畸形的治疗

第一节 Ilizarov 牵张器治疗膝关节屈曲挛缩畸形

一、病例摘要

患者男性，14 岁，因确诊"甲型血友病 11 年、双膝屈曲畸形 22 个月"入院。8 个月前行支具治疗，近 1 个月采取康复治疗，但效果不佳，双膝屈曲畸形仍明显。入院时左膝活动度 80°～110°，右膝活动度 95°～110°，患者不能站立，只能依靠轮椅活动。X 线片提示双膝关节面尚正常。患者通过 Ilizarov 技术逐步撑开矫正双膝屈曲畸形，牵开过程患者出现一过性下肢麻木，对症治疗后痊愈。术后 8 年随访时膝关节完全伸直，但屈曲活动较术前下降，左膝活动度为 0°～40°，右膝为 0°～20°。

二、病例简介

患者男性，14 岁，体重 39kg。因确诊"甲型血友病 11 年、双膝屈曲畸形 22 个月"入院。患者 11 年前因头皮血肿于外院确诊为"甲型血友病"，未做特殊治疗，每次出现出血后给予补充冷沉淀。22 个月前外伤后出现双膝疼痛，并逐渐出现屈曲畸形。8 个月前行支具治疗，近 1 个月采取康复治疗，但效果不佳。**入院查体**：轮椅入室，身体消瘦，不能站立及行走，双膝关节呈梭形肿胀，双膝及左肘关节屈曲畸形，双下肢肌肉明显萎缩。左膝活动度 80°~110°，右膝活动度 95°~110°（图 1-1A~B），双膝浮髌试验（－）。左肘关节屈曲畸形约 20°。**辅助检查：** 双膝关节 X 线片提示双膝关节间隙狭窄，但关节面尚完好（图 1-1C~E）。

术前准备及临床决策

入院后完善相关检查，查Ⅷ因子抑制物（－）。

患者双膝关节严重屈曲畸形、无法站立及走，需手术矫正畸形。X 线片提示患者双膝关节面骨结构尚正常，因此采取软组织松解手术更适合。考虑到切开软组织松解创伤大、出血风险高，而且存在术后粘连等风险，因此拟采用 Ilizarov 技术逐步撑开的方法矫正膝关节屈曲畸形。

术前行预试验后制订围术期重组Ⅷ因子替代方案为：

1. 手术当天：80%~100%。

2. 术后第 1~3 天：40%~60%。

3. 术后第 4~6 天：20%~30%。

4. 术后 7 天以后：7%~15%。

手术过程

术前半小时予Ⅷ因子（拜科奇）1500U 静脉注射。患者平卧位，先行右膝手术。手术安装牵张器时维持膝关节于最大伸展位，牵张器的关节铰链对准膝关节的旋转中心，于胫骨近端与股骨远端各穿 2 组直径 2mm 克氏针与牵张器上下的钢环固定，形成半环。钢环垂直于骨干，膝关节本身作为两部分钢环的铰链点。于胫骨远端与股骨近端穿针形成全环。连接撑开杆，尽量使膝关节伸直。

同法行左侧手术（图 1-1F）。手术顺利，术中克氏针穿出的部位不做皮肤切口，均为针尖直接钻出皮肤，术中无明显出血。

术后处理

术后第 1 ~ 2 天调整Ⅷ因子用量为 1000U，每天 2 次。

术后第 3 天调整Ⅷ因子用量为 500U，每天 2 次。

术后第 4 ~ 6 天减用Ⅷ因子用量为 250U，每天 2 次，术后第 7 天后停用。

术后第 3 天开始每日双侧撑开牵张器 0.5cm 左右，患者无明显出血倾向，之后逐渐撑开，每次撑开前后观察足背动脉搏动、下肢感觉变化、膝关节后方皮肤张力及针眼是否渗血。术后 15 天出现左小腿内侧麻木以及左下肢下端一针道渗血，临时应用Ⅷ因子 250U 静脉注射后出血停止；减缓撑开速度，予营养神经治疗，3 天后麻木好转。撑开治疗期间，严密监测出凝血时间、凝血因子Ⅷ及其抑制物浓度等，同时让患者每日俯卧锻炼以防止髋关节屈曲挛缩畸形。术后 42 天双侧膝关节屈曲畸形基本得到矫正。双侧残留屈曲畸形 15° 左右。补充Ⅷ因子 500U 后在静脉麻醉下取出牵张器，改用长腿石膏固定。长腿石膏固定 4 周后，去除石膏，患者已能自由站立，扶双拐可行走。术后 8 年随访，患者可独立行走，屈曲畸形基本矫正（图 1-1G ~ H），但膝关节屈曲活动范围较术前减小，左侧活动度为 0° ~ 40°，右侧为 0° ~ 20°。

三、病例分析

患者自幼诊断甲型血友病，外伤后因双膝疼痛长期处于屈曲位，因而逐渐出现双膝屈曲畸形。本例患者若在出血早期能很好地镇痛、早期功能锻炼，避免将膝关节长期置于屈曲位，则可避免膝关节屈曲畸形的发生。这提示我们，患者早期功能锻炼及将关节置于功能位非常重要。患者由于病史长、双膝屈曲畸形严重且僵硬，因此后期行支具及康复治疗效果不佳，唯有采取手术治疗。

与关节切开软组织松解术相比，Ilizarov 牵开技术操作简单、出血风险小，可大大减少Ⅷ因子用量，降低患者的经济负担；而且由于是长时间逐渐撑开，可以在撑开过程中对神经血管密切观察，可以降低神经血管损伤等并发症。置钉过程中注意避开血管神经走行区域，以免造成血管神经损伤。本例患者撑开速度为每天 5mm，术后第 15 天发生一过性神经症状，经减缓撑开速度、营养神经治疗后麻木好转。

Ilizarov 牵开技术治疗膝关节屈曲畸形由于是逐渐撑开，因此治疗时间相对较长、容易出现屈曲活动受限。本例患者 Ilizarov 支架治疗 42 天后拆除，其后改用长腿石膏治疗 4 周，患者术后 8 年随访双膝屈曲畸形未加重，但屈曲活动受限。Balci 等和 Leong 等报道采用 Ilizarov 支架后膝关节活动度分别减少 10° 和40°，撑开的时间与术后膝关节活动度有明显关联。术后康复锻炼对于维持膝关节活动度具有重要意义。本例患者术后在每次撑开间隙采用被动活动的方法进行关节屈伸功能锻炼，但从术后随访结果来看效果不佳，可见功能锻炼的频率和强度还不够，因此，可考虑将 Iliazrov 支架撑开过程中反向加压使膝关节屈曲活动，这样有利于保持膝关节屈曲功能。

四、诊治要点

血友病发病率低，但由于我国人口基数大，因此血友病患者人数仍然较多，但目前我国经济条件有限或者当地医疗机构对于血友病的诊治缺乏认识，因此很多患者常常不能得到及时有效的治疗，从而发展成严重的血友病性骨关节病。血友病性关节出血急性期除输入凝血因子或其他血液制品外，一定要强调膝关节置于功能位和早期功能锻炼，否则容易发生僵硬性关节屈曲挛缩畸形。关节屈曲畸形早期可通过支具或康复治疗得以矫正，但如果效果不佳则需要手术治疗。Ilizarov 技术通过缓慢撑开的方法，使关节周围神经血管得以逐渐适应关节撑开，避免发生血管神经损伤等严重并发症，但这一技术本身也有潜在的并发症，最常见的为钉道感染、一过性神经牵拉引起的肢体感觉活动障碍和关节活动度降低等。钉道感染重在预防，我们通过钉道周围定期酒精湿敷，避免了这一并发症的发生；一过性神经并发症可通过降低撑开速度和营养神经等治疗得到缓解；关节活动度降低与撑开期间锻炼不足和撑开时间较长有关，可通过 Ilizazrov 支架的力量定期屈曲和撑开以维持关节活动度。

应用改良 Ilizarov 技术治疗血友病膝关节屈曲畸形，临床上需要注意的方面主要有：围术期Ⅷ因子替代治疗可适当减量；撑开期间注意针道出血以及关节肿胀情况；监测出凝血时间等血友病方面的检查；注意双下肢感觉变化以及足背动脉搏动情况，适当调整伸直的速度（在适度伸直的过程中，患儿应无明显痛苦）；锻炼双踝关节以及髋关节防止发生挛缩畸形；定期拍 X 线片，观察膝关节内外侧关节间隙的平衡以及膝关节有无后脱位。若发现关节间隙窄，应延长双侧关节铰链的螺纹杆，增加关节间隙。如果 X 线片检查显示膝关节内外侧间隙宽窄不一，可通过旋转内外侧关节铰链上的螺纹杆，调整关节间隙至正常位置，同时要特别注意在牵张过程中要定时锻炼膝关节屈曲，否则将影响矫形后的膝关节屈曲功能。

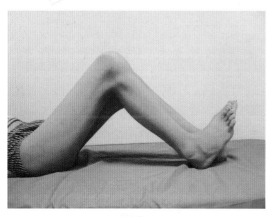

A

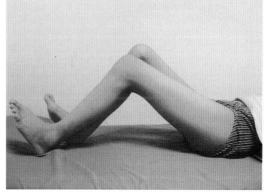

B

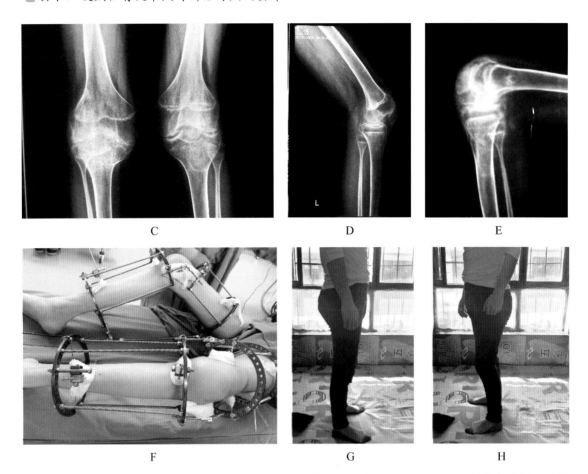

图 1-1　男性，14 岁，确诊甲型血友病 11 年，双膝屈曲畸形 22 个月，行双膝 Ilizarov 支架技术矫正屈曲畸形。A ~ B，术前双膝伸直位侧位大体像见双膝严重屈曲畸形，左侧约为 80°，右侧约为 95°；C ~ E，术前双侧正侧位 X 线片见双膝畸形，股骨髁发育较宽，胫骨平台变平，关节面尚完整；F，术后双膝 Ilizarov 支架固定；G ~ H，术后 8 年随访见双膝屈曲畸形基本矫正，可独自站立

（翟吉良）

参考文献

[1] Pasta G, Forsyth A, Merchan CR, et al. Orthopaedic management of haemophiliaarthropathy of the ankle [J]. Haemophilia, 2008, 14(Suppl. 3):170-176.

[2] Vargas A, Fernandez-Palazzi F, Bosch N. Alteraciones cromosomicas en pacientes hemofilicos [J]. Arch Hosp Vargas, 1979, 21:17-30.

[3] Hoskinson J, Duthie RB. Management of musculoskeletal problems in the haemophiliacs [J]. OrthopClin N Am, 1978, 9:455-480.

[4] Stein H, Duthie RB. The pathogenesis of chronic haemophiliac arthropathy [J]. J Bone Joint Surg, 1981, 63(Br):601-609.

[5] Greene WB, McMillan CW. Nonsurgical management of haemophiliac arthropathy [J]. Instr Course Lect, 1989, 38:367-381.

[6] Arnold WD, Hilgartner MW. Haemophiliac arthropathy [J]. J Bone Joint Surg, 1977, 59A: 287-305.

[7] Heim M, Martinowitz U, Horoszowski H. Orthotic management of the knee in patients with haemophilia [J]. ClinOrthop, 1997, 343:54-57.

[8] Kiely PD, Mcmahon C, Smith OP, et al. The treatment of flexion contracture of the knee using the Ilizarov technique in a child with haemophilia B [J]. Haemophilia, 2003, 9:336-339.

[9] Wallny T, Eickhoff HH, Raderschadt G, et al. Hamstring release and posterior capsulotomy for fixed knee flexion contractures in haemophiliacs [J]. Haemophilia, 1999, 5(Suppl. 1):25-27.

[10] Caviglia HA, Perez-Bianco R, Galatro G, et al. Extensor supracondylar femoral osteotomy as treatment for flexed haemophiliac knee [J]. Haemophilia, 1999, 5(Suppl. 1):28-32.

[11] 秦泗河, 夏和桃. 改良 Ilizarov 技术矫治儿童膝关节重度屈曲畸形 [J]. 中华骨科杂志, 2002, 2:125-126.

[12] Heim M, Horoszowski H, Varon D, et al. The fixed flexed and subluxed knee in the haemophiliac child. What should be done?[J] Haemophilia, 1996, 1:47-50.

[13] Kumar A, Logani V, Neogi DS, et al. Ilizarov external fixator for bilateral severe flexion deformity of the knee in haemophilia: case report [J]. Arch Orthop Trauma Surg, 2010, 130: 621-625.

[14] 李其一, 翁习生, 秦泗河, 等. 改良 Ilizarov 技术矫治血友病儿童双膝关节重度屈曲畸形 [J]. 中国骨与关节外科, 2011, 4(5):422-426.

[15] Balci HI, Kocaoglu M, Eralp L, et al. Knee flexion contracture in haemophilia: treatment with circular external fixator [J]. Haemophilia 2014, 20(6):879-883.

[16] Leong JC, Alade CO, Fang D. Supracondylar femoral osteotomy for knee flexion contracture resulting from poliomyelitis[J]. J Bone Joint Surg Br，1982, 64(2):198-201.

[17] Motmans R, Lammens J. Knee mobility in femoral lengthening using Ilizarov's method [J]. ActaOrthopBelg, 2008, 74(2):184-189.

第二节 跟腱延长术治疗血友病性跟腱挛缩

一、病例摘要

血友病性跟腱挛缩是血友病相关足踝疾病中最为常见的一种。它源于小腿后方腓肠肌及比目鱼肌肌群反复自发性出血，出现肌肉关节疼痛、血肿及继发的胫距关节挛缩，引起马蹄足畸形。该病对患者的关节功能及生活质量影响大。本例患者男性，23 岁，诊断甲型血友病 20 年，右小腿反复出血 15 年，逐步出现右踝关节马蹄足畸形，前足负重，形成痛性胼胝。X 线片提示右踝关节马蹄足畸形，关节轻度退变。考虑患者为青年人，关节面条件尚好，可保留关节，行跟腱延长及松解，使踝关节在负重行走时可获得中立甚至轻度背伸，改善步态及下肢力线。通过围术期凝血因子替代治疗，手术松解并延长跟腱，可显著提高患者的生活质量。

二、病例简介

患者男性，23 岁，诊断甲型血友病 20 年，右小腿反复出血 15 年。患者自儿时起，右膝、右小腿反复无明显诱因出现肿胀、疼痛。外院诊为"血友病 A"。逐步出现右下肢发育细小、短缩，踝关节呈马蹄足畸形。青春期后更加明显。前足负重，形成痛性胼胝。我院门诊诊断为血友病 A，X 线片提示右踝关节马蹄足畸形、关节轻度退变。为求改善畸形，恢复行走功能收入病房。**入院查体**：体重 67kg。步行入院，步态蹒跚。背部不平，脊柱轻度侧凸。骨盆倾斜，双髋关节活动度良好。右侧股四头肌轻度萎缩。右膝无明显肿胀，关节活动度如常。右小腿明显萎缩，腓肠肌近端未触及条索状挛缩。右足马蹄足畸形（图 1-2A ~ B），跖屈 40° ~ 45°，活动度 5°。手法无法矫正，无明显内外翻畸形。前足底中部可见大片胼胝。足趾轻度仰趾，关节柔韧性好。右下肢绝对长度较对侧短 1cm。左下肢未见明显异常。双侧神经系统查体未见异常。行走时右踝 VAS 评分 1 分，休息时 0 分。**辅助检查**：我院门诊踝关节正侧位 X 线片提示踝关节面轻度退变，未见明确关节缺损、囊性变（图 1-2C ~ D）。入院前查Ⅷ因子活性 1%，抑制物（-）。

术前讨论及临床决策

入院后完善各项相关检查。采用Ⅷ因子行预试验，并制订相关围术期替代治疗方案。考虑患者年轻，关节面条件尚好，可保留关节，行跟腱延长及松解，使踝关节在负重行走时可获得中立甚至轻度背伸，改善步态及下肢力线，避免髋膝关节及脊柱等其他位置的加速退变、改善预后。因跟腱延长手术系软组织手术，无开放的骨创面，加之术后石膏固定 6 周，术后无即刻活动引发出血倾向，故可参照小型手术制订替代方案。

手术过程

按计划于麻醉开始前输入Ⅷ因子。全麻。平卧位。右下肢上气囊止血带。取跟腱内侧入路，逐层显露跟腱，见跟腱明显变细，未见退变。行Z形切开、切断蹞肌腱。背伸踝关节。探查见踝关节后关节囊挛缩，予充分松解。踝关节背伸可达10°。探查足底腱膜无明确挛缩、仰趾畸形无加重。遂于踝关节中立位侧侧缝合跟腱断端（图1-2E）。放置皮片引流，逐层关闭切口。适度加压包扎。石膏后托固定踝关节于中立位。手术共40分钟，未追加输入Ⅷ因子。

术后处理

术后按术前计划继续替代治疗7天。术后24小时拔除引流，更换敷料及石膏。定期换药，严密观察伤口情况。术后2周酌情拆去缝线。

拆线后即可部分负重锻炼。拄拐活动。术后6周拆去石膏。使用行走靴完全负重行走，至术后3个月恢复穿鞋行走。因右下肢较对侧短1cm，采用加厚鞋跟及鞋垫矫正。

术后随访2年，局部未有出血。负重行走VAS评分0分。可全足负重，前足胖胀消失。行走、上下台阶无障碍。骨盆倾斜及步态明显改善。可参加日常办公室工作和慢跑等活动。

三、病例分析

血友病是一类X染色体连锁隐性遗传的凝血功制障碍疾病，表现为深部组织反复、自发性出血，常导致肌肉软组织出血，临床表现为反复出现肌肉关节疼痛、血肿及继发的关节挛缩。此类疾病多见于踝关节、膝关节、肘关节和髋关节。小腿三头肌最常受累，引起腓肠肌及比目鱼肌挛缩并继发跟腱挛缩，并引起马蹄足畸形。由于起病多发生于幼儿时期，且大多反复发作，往往造成肢体无法正常负重，引起肢体发育畸形、骨骼及肌肉发育不良。肢体短缩，并引起骨盆倾斜、脊柱侧凸、膝内翻/外翻畸形。该病对患者的关节功能及生活质量影响大，在踝关节未发生明显退变时尽早延长跟腱，将踝关节置于中立位，可明显改善下肢力线及足部负重，避免前足局部负重引发疼痛。

本例病史长，马蹄足典型，有前足疼痛、骨盆倾斜、脊柱侧凸，有手术指征。踝关节无明显退变，适合行软组织手术（跟腱延长）。术后可进一步通过矫形鞋纠正下肢骨性短缩，进一步改善下肢力线。

四、诊治要点

1. 血友病性跟腱挛缩的病因

跟腱挛缩是血友病患者的常见足踝疾病部常见病变，通常继发比目鱼肌和腓肠肌的反复自发出血，因疼痛保持踝部跖屈，以及肌肉本身的变性可导致跟腱挛缩。我院一组 15 例患者中，11 例为无明显诱因出现小腿反复出血，最终导致跟腱挛缩畸形，另 4 例明确继发于肌电图检查（1 例）和针灸（3 例）等医源性原因导致的出血，**故对于该类患者应避免采取有创操作及检查。**

跟腱挛缩可引起足下垂及马蹄足畸形，并引起下肢肌肉萎缩、髋膝关节及骨盆脊柱的代偿性畸形、前足畸形、跛行、疼痛等症状，严重妨碍患者的站立行走功能，同时增加了相应关节的负荷，造成患者扭伤、摔倒等意外，易引发关节出血，形成恶性循环。因此对明确的跟腱挛缩引发症状者，应在条件允许时早期手术矫形，阻断畸形带来的后续病理生理变化。

2. 手术适应证及禁忌证

手术适应证：①经凝血因子检查确诊为甲型或乙型血友病；②单纯马蹄足畸形，步态跛行、疼痛，且与血友病发病密切相关；③影像检查提示关节间隙存在，无显著关节破坏。

手术禁忌证：①其他原因引起的足踝部病变；②其他原因引起的凝血功能障碍；③存在Ⅷ因子抑制物；④存在踝关节炎；⑤双侧病变；⑥合并腓总神经功能障碍。

3. 围术期替代治疗

血友病患者围术期主要依靠定期输入凝血因子替代治疗来控制自发出血及手术出血。为确保手术及术后安全，术前应制订替代治疗方案，纠正凝血因子水平以保证手术安全。

关于替代治疗的替代率及替代时间，早期文献均认为替代率应在90%以上，维持10~14天，目前文献支持对患者采取个体化的替代方案。替代率取决于手术治疗创伤大小及术后康复锻炼的形式。如膝关节置换替代率应达到90%，根据术后引流量及康复锻炼过程中有无出血表现，逐步降低替代率，替代治疗10~14天。相对关节置换手术来说，跟腱延长术的创伤较小，手术时间短，无开放的骨创面，术后采用石膏制动保护，术后出血风险相对较小，因此替代率和替代时间均可明显降低。对跟腱手术来说，术中凝血因子浓度达到50%，之后根据出血量及出血表现逐步减少替代剂量，一般应有5~7天即可。我院15例患者采用低剂量方案治疗，明显减少了凝血因子的使用量，显著降低患者费用，未见凝血因子抑制物生成，且围术期不增加出血风险。

4. 血友病性跟腱挛缩的外科治疗选择

矫正畸形的方法主要包括：腓肠肌腱膜松解、跟腱Z形延长、外固定器牵拉矫形。

腓肠肌腱膜松解只限于病变早期单纯腱膜挛缩导致的马蹄足畸形，其特点是屈膝时踝关节跖屈畸形得以改善。具有微创的特点，但仍需标准的替代治疗方案。

跟腱延长是最常采用的治疗方法，矫形效果确切、良好。此类患者大多发病时间较长，关节囊、其他腱性组织挛缩重，单纯延长切开跟腱往往无法达到延长效果，需要辅以胫距关节后关节囊松解，并根据前足畸形特点辅以趾屈伸肌腱松解或延长。长期跟腱挛缩的患者，下肢发育普遍偏小，局部皮肤条件差，矫形后最易发生伤口并发症，如血肿、伤口裂开等。处理方法包括引流、适度加压包扎，伤口出现问题后早期应用负压封闭引流技术（VSD）等措施，大多可以延期愈合，保持矫形效果。

外固定是利用牵张原理，通过胫骨及足部的外固定环及可调延长或收缩杆组成系统，通过每日不断牵拉，使关节逐步恢复生理位置。初步结果显示，外固定牵张放置过程微创，无替代治疗时每日牵张时自发出血并未显著增加，是一种较为安全的方法，但也存在治疗周期长、依从性差、针道感染等潜在问题。

血友病围术期治疗复杂、风险大、费用高，应尽量采用效果确切、远期并发症少的治疗方法。一期跟腱延长可有效纠正跟腱挛缩所致马蹄足畸形，减少凝血因子替代时间，但因局部皮肤挛缩，易出现伤口裂开、皮缘坏死、感染等并发症。跖屈位固定有助于避免切口张力过大，但会造成畸形复发。因此，术前对挛缩程度及皮肤条件需要审慎评估，对重度挛缩、软组织条件很差者外固定矫形不失为一个选项。

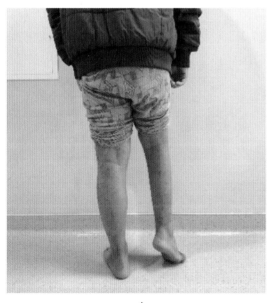

A

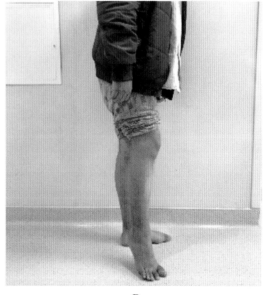

B

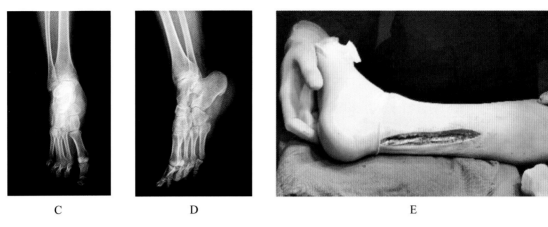

图 1-2 男性，23 岁，甲型血友病右跟腱挛缩，术前大体像（A，后面观；B，侧面观）见右踝跖屈畸形；C～D，术前正侧位 X 线片见右踝跖屈畸形，关节间隙略狭窄，关节面尚完整；E，术中大体像，于中立位缝合跟腱

（高　鹏　范　彧）

参考文献

[1] Samantha CM. Prothrombin complex concentrates: a brief review [J]. EurJ Anaesthesiol, 2008, 25(10):784-789.

[2] Forsyth AL, Giangrande P, Hay CR. Difficult clinical challenges in haemophilia: international experiential perspectives [J]. Haemophilia, 2012, 18 Suppl 5:39-45.

[3] 丁秋兰，王学锋，王鸿利，等 . 血友病 A 的替代治疗 [J]. 临床血液学杂志，2010, 23(1): 51-52.

[4] 高增鑫，邱贵兴，翁习生，等 . 关节成形术治疗血友病性关节病 [J]. 中华外科杂志，2008, 46(11):809-812.

[5] 李其一，郭文娟，仉建国 . 血友病乙患者脊柱后凸矫形手术围手术期处理 [J]. 中国骨与关节外科，2011, 4(3):256-260.

[6] 焦丽华，代旭兰，刘文芳 . 凝血酶原复合物的制备及其临床应用进展 [J]. 中国输血杂志，2008, 21(9):737-741.

[7] Pasta G, Forsyth A, Merchan CR, et al. Orthopaedic management ofhaemophilia arthropathy of the ankle [J]. Haemophilia, 2008, 14 Suppl 3:170-176.

[8] Hahn ME, Wright ES, Segal AD, et al. Comparative gait analysis of anklearthrodesis and arthroplasty: initial findings of a prospective study [J]. Foot Ankle Int, 2012, 33(4):282-289.

[9] Gamble JG, Bellah J, Rinsky LA, et al. Arthropathy of the ankle in haemophilia [J]. J Bone Joint Surg (Am), 1991, 73(7):1008-1015.

[10] Panotopoulos J, Hanslik-Schnabel B, Wanivenhaus A, et al. Outcome of surgical concepts in haemophilic arthropathy of the hindfoot [J]. Haemophilia, 2005, 11(5):468-471.

[11] Van Meegeren ME, Van Veghel K, De Kleijn P, et al. Joint distraction results in clinical and structural improvement of haemophilic anklearthropathy: a series of three cases [J]. Haemophilia, 2012, 18(5):810-817.

[12] Bossard D, Carrillon Y, Stieltjes N, et al. Management of haemophilic arthropathy [J]. Haemophilia, 2008, 14 Suppl 4:11-19.

[13] Chen L, Greisberg J. Achilles lengthening procedures [J]. Foot Ankle Clin, 2009, 14(4): 627-637.

[14] Stauff MP, Kilgore WB, Joyner PW, et al. Functional outcome after percutaneous tendo-Achilles lengthening [J]. Foot Ankle Surg, 2011, 17(1):29-32.

[15] Costa ML, Donell ST, Tucker K. The long-term outcome of tendon lengthening for chronic Achilles tendon pain [J]. Foot Ankle Int, 2006, 27(9):672-676.

[16] Schweinberger MH, Roukis TS. Surgical correction of soft-tissue ankle equinus contracture [J]. Clin Podiatr Med Surg, 2008, 25(4):571-585.

[17] 张群, 王岩, 梁雨田, 等. 跟腱挛缩的微创治疗 [J]. 中国骨伤, 2005, 18(8):452-453.

[18] 吴焱秋, 柴家科, 杨润功, 等. 骨外固定牵引架联合跟腱延长矫治重度瘢痕性跟腱挛缩畸形 [J]. 中国美容医学, 2009, 18(8):1068-1079.

[19] Van Meegeren ME, Van Veghel K, De Kleijn P, et al. Joint distractionresults in clinical and structural improvement of haemophilic anklearthropathy: a series of three cases [J]. Haemophilia, 2012, 18(5):810-817.

[20] Rodriguez-Merchan EC. Orthopaedic surgery of haemophilia in the 21st century: an overview [J]. Haemophilia, 2002, 8(3):360-368.

第二章

人工膝关节置换术治疗膝关节血友病性关节炎

第一节　合并膝关节屈曲畸形的
人工膝关节置换术

一、病例摘要

患者男性，40岁，因"双膝间断肿胀30余年，诊断甲型血友病13年，双膝僵直3年，左膝疼痛1年"入院。患者诊断"甲型血友病；血友病性关节炎（双膝受累），双膝关节屈曲畸形，左膝关节僵直，左膝关节内翻畸形"。X线片可见双膝关节间隙狭窄、关节面破坏、关节周缘骨赘形成。患者拟行双膝关节置换术。本例患者术前双膝屈曲畸形，同时合并左膝关节僵直和内翻畸形。由于血友病患者多为多关节畸形，选择手术策略时尽量采用一期多部位手术，血友病患者一期多部位手术的优势在于可以节省凝血因子，减少多次手术时因反复大剂量输注凝血因子出现抑制物的并发症。本例患者术前存在明显的关节面骨质破坏，手术时通过截骨去除。患者同时因反复出血出现了关节的广泛挛缩，软组织及皮肤也出现挛缩，为了改善屈曲畸形，在适当补充截骨的基础上，需要进行广泛的关节内及关节周围软组织松解，从而获得满意的伸直间隙。本例患者术中通过后方关节囊的广泛松解及膝关节周围软组织骨骼化，使关节内粘连的软组织完全松解。对于左膝关节僵直的矫正，除了充分松解软组织外，通过选用小号股骨假体增加屈曲间隙，同时进行伸膝装置的Pie-cruisting处理，获得满意的屈曲活动度。本例患者左膝股骨既往因外伤存在关节外畸形，患者左膝内翻畸形同时有关节外畸形的因素，术前计划时需考虑单纯通过关节内截骨矫正关节外畸形的方案，以及一期行关节外截骨矫正股骨畸形的可能，在假体准备方面也应进行全面准备。术前根据股骨弧度确定股骨截骨开髓点及外翻截骨度数。左膝手术中，采用股骨侧远端补充截骨，通过关节内截骨矫正关节外畸形及膝内翻畸形，使用髁限制性假体完成手术。由于软组织纤维化，通过软组织补片关闭伤口。配合术后合理的凝血因子替代方案及功能锻炼，患者达到了满意恢复。

二、病例简介

患者 30 年余前间断出现双膝关节肿胀，未予特殊处理。后因外伤致左膝关节内翻畸形。13 年前至当地医院诊疗，诊断为"甲型血友病"，间断接受凝血因子治疗。期间左膝关节肿痛反复发作、屈曲畸形逐渐加重。3 年前出现双膝关节僵直，伴右髋关节活动受限，并逐渐加重。1 年前患者出现左膝关节疼痛，伴右侧踝关节屈曲不能，静息时疼痛不明显，行走时疼痛显著。后患者就诊于我院门诊，诊断考虑"甲型血友病；双膝血友病性关节炎，双膝关节僵直，左膝关节内翻畸形，右侧跟腱挛缩，右肘关节屈曲畸形"。考虑患者双膝关节屈曲僵直畸形严重，导致患者不能行走，严重影响日常生活质量，拟行双膝人工关节置换术。**入院查体**：体重 65kg，双侧股四头肌轻度萎缩。左膝关节间隙压痛（＋），过伸试验（－）、过屈试验（－），侧方应力试验（－），浮髌征（－）；左膝关节屈曲畸形约 30°，内翻畸形约 20°，ROM 30°～50°。右膝关节间隙压痛（＋），过伸试验（－）、过屈试验（－），侧方应力试验（－），浮髌征（－）；右膝关节屈曲畸形 20°，ROM 伸-屈 30°～50°（图 2-1A～C）。右髋关节活动度受限，左髋关节活动正常，腹股沟区压痛（－）。右肘关节屈曲畸形，可见骨性凸起。右踝关节屈曲受限，左踝关节活动正常。**辅助检查**：双膝关节正侧位 X 线片提示双膝关节间隙狭窄、关节面破坏、关节周缘骨赘形成，左膝关节内翻畸形（图 2-1D ~ E）。

术前准备及临床决策

入院后完善术前常规检查。Anti-HCV（−），HBsAg（−），HIV 抗体（−）。

术前请血液科会诊，制订凝血因子替代治疗预试验方案，行凝血因子替代治疗预试验，凝血因子用量 2700U。

预试验结果如下：

时间	输入前	0h	1h	3h	6h	8h	12h	24h
FⅧ（%）	0.5	105.3	88.3	65.1	52.5	49.8	37.8	18.8
抑制物	0.0							0.0
APTT（s）	113.4	33.3	34.4	37.0	39.2	39.7	41.6	51.7
APTT 血浆纠正试验	可纠正							可纠正

根据凝血因子预试验结果，制订围术期凝血因子替代治疗方案。

1. 手术当天：凝血因子Ⅷ 3000U，q12h。

2. 术后第 1 ~ 3 天：凝血因子Ⅷ 2700U，q12h。

3. 术后第 4 ~ 7 天：凝血因子Ⅷ 2100U，q12h。

4. 术后第 8 ~ 10 天：凝血因子Ⅷ 1200U，q12h。

5. 术后第 11 ~ 14 天：凝血因子Ⅷ 900U，qd。

该患者血友病合并双膝关节病变，拟行一期双膝关节置换。术前进行模板测量，同时根据患者关节破坏的严重程度，准备初次表面置换膝关节假体、宽立柱的聚乙烯衬垫、髁限制型假体。该患者存在膝关节屈曲畸形，除了进行广泛软组织松解及后方挛缩关节囊松解外，还需要增加一定量截骨以纠正屈曲畸形。

手术过程

患者在全麻下行双侧膝关节置换术，右膝关节使用假体为 Smith&Nephew Genesis-Ⅱ。左膝关节使用假体为 Smith&Nephew Legion-revision。术前给予凝血因子 3000U 治疗。切皮前 30 分钟给予静脉应用抗生素。先行右侧手术。取右膝前正中切口，逐层切开皮肤、皮下组织及深筋膜。沿髌骨内侧弧形切开关节囊至髌韧带内侧。见股四头肌纤维化、弹性差，关节腔内少量含铁血黄素沉着，伸膝装置、关节内外侧组织较多纤维粘连，内外侧半月板、前后交叉韧带破坏，关节面呈虫蚀样改变，关节周缘骨赘形成，符合血友病性关节炎诊断。袖套样松解伸膝装置与深面的粘连，见伸膝装置弹性有轻微恢复。切除含铁血黄素沉着的滑膜，切除残余的前后交叉韧带、内外侧半月板及部分髌下 Hoffa 脂肪垫。咬除关节面周缘骨赘。屈膝并向外牵开髌骨。先行胫骨近端截骨，行胫骨髓外定位，参照内侧平台最低点行胫骨近端截骨。行股骨髓内定位，保留 6°外翻角，行股骨髁远端截骨，截骨厚度为 11mm+4mm。测试伸直间隙稍紧。测定股骨假体型号为 3#。安装股骨四合一截骨模具，依次行股骨远端前后髁及斜面截骨，制备髁间窝骨槽，自体松质骨封闭股骨髓腔，切除股骨后髁骨赘，切开关节间隙后方关节囊，并松解股骨后方关节囊。安装同型号的股骨假体试模，测定胫骨假体型号为 4#，植入股骨（3#）、胫骨（4#）假体试模及胫骨垫片试模（3～4#，9mm），测试力线、平衡及髌骨轨迹均满意，残留 15°屈曲畸形。在胫骨截骨模具引导下制备胫骨假体骨槽。行髌骨周缘去神经化并咬除周缘骨赘、修整髌骨关节面。做膝外侧纵向切口，逐层切开皮肤、皮下，行外侧髂胫束及挛缩带的松解，再次检查残留约 10°屈曲畸形。安放膝关节假体。行伸膝装置拉花样松解，检查屈曲可达 90°。放置引流管，关闭切口，伤口适度加压包扎。

再行左膝手术。静脉追加抗生素。术中探查见股四头肌纤维化、弹性差、关节腔内少量含铁血黄素沉着，伸膝装置、关节内外侧组织较多纤维粘连，内外侧半月板、前后交叉韧带破坏，关节面呈虫蚀样改变，关节周缘骨赘形成，左胫骨平台内侧塌陷明显，左股骨干髁上可见内翻畸形。同法松解左侧膝关节。屈膝并向外牵开髌骨。行胫骨近端（截骨厚度8mm+2mm）及股骨远端（截骨厚度11mm+4mm）截骨。因内外侧间隙不平衡，内侧松弛明显。决定行限制型假体置换。行股骨近端延长杆扩髓，确定股骨假体型号为4#。中立位安放股骨四合一截骨模具，行股骨四合一截骨及髁间截骨。安放股骨假体试模及延长杆试模（13mm×120mm）。测量胫骨假体4#，安放胫骨假体及垫片试模（3～4#，11mm），测试残留10°屈曲畸形。行胫骨假体延长杆扩髓，确定胫骨假体延长杆的中立位位置，制作胫骨假体固定槽。行髌骨周缘去神经化并咬除周缘骨赘。安放膝关节假体，安装同型号高交联后稳定型侧方限制型聚乙烯垫片（11mm）。行内侧关节囊减张后逐层缝合切口，伤口适度加压包扎。

术后行双下肢石膏前后托固定于伸直位。

术后处理

术后按照血液科会诊意见给予凝血因子替代治疗。术后第1天开始指导患者行下肢肌肉等张收缩、直腿抬高练习。同时输注凝血因子之后开始持续被动锻炼（continous passive motion，CPM），每日2次。同时夜间给予伸直位石膏制动进行辅助矫形。考虑到血友病患者感染风险高，延长抗生素使用时间至术后第3天。术后1周CPM功能锻炼角度左侧90°、右侧100°。术后2周常规伤口拆线。术后复查X线片提示双膝关节假体位置及双下肢力线良好（图2-1F～G）。

三、病例分析

患者诊断"甲型血友病，血友病性关节炎（双膝受累），双膝关节屈曲畸形，左膝关节僵直，左膝关节外翻畸形"明确。术前左膝关节屈曲畸形约30°，内翻畸形约20°，ROM 30°~50°。右膝关节屈曲畸形20°，ROM 伸-屈30°~50°。X线片可见双膝关节间隙狭窄、关节面破坏、关节周缘骨赘形成。考虑患者关节功能明显受限，具有手术指征。

1. 合并屈曲畸形的血友病膝关节置换应掌握以下的总体原则

相对于非血友病患者，血友病患者术前准备除常规检查外，还需要行凝血因子药物代谢动力学试验（预试验），以明确药物代谢情况并制订围术期凝血因子替代方案。凝血Ⅷ因子半衰期为8~12小时，其补充需连续静滴或每日2次或3次。凝血因子目标浓度主要取决于出血程度或手术大小。一般来说，若为控制轻至中度出血、防止反复出血、支持组织愈合，一般需要将凝血因子血浆水平提高到正常血浆水平的30%~50%。对于关节置换类的大手术，考虑到创面愈合以及术后功能康复的需要，需将因子血浆水平提高到正常的50%~100%，并且至少维持7~10天。具体手术病例时，根据术后恢复时间段，调整凝血因子的目标水平。根据我们的经验，人工关节置换术要求术中及术后早期凝血因子水平较高，之后可进行逐渐减量，但需维持到拆线。**通常，术中凝血因子水平要求达到100%，术后1~3天目标水平为60%~80%，术后4~6天目标水平为40%~50%，术后7~14天达到30%左右是较为安全的。**同时，由于膝关节置换出院后仍需进行功能锻炼，为了减少出血并发症，建议维持小剂量凝血因子治疗到术后6周。

术前需根据影像学检查进行测量，术前股骨假体测量时，在股骨负重正位像上事先标记出机械轴，测量时股骨假体的位置应与机械轴垂直，内外径要求尽可能的覆盖股骨内外侧髁但不要悬出之外；测量股骨的侧位像时，注意假体的前部要与股骨前方皮质齐平，不能形成切迹，假体远端要最大程度地覆盖股骨远端皮质，假体的中心要沿着并指向股骨干的纵轴，避免过伸或过屈。在胫骨正位像上进行测量时，将模板置于胫骨平台上，使胫骨柄平行于机械轴，即平台与机械轴垂直，选择能覆盖最大量宿主骨但并不悬出两侧之外的假体型号；测量胫骨的侧位像时，安置模板要保持胫骨柄平行于胫骨前方皮质，同时调节后倾角度以更好的与患者本身的解剖相匹配。由于血友病患者股骨及胫骨的前后径相对横径较小，在判断假体大小时应尽量以前后径为基础。对于术前存在骨缺损时，应了解骨缺损的位置及范围，骨缺损是否有皮质骨支撑，即骨缺损属包容性或非包容性骨缺损。术前计划时需考虑到术中骨缺损的处理，如增加截骨量、使用骨水泥充填、自体骨植骨、异体骨植骨、使用楔形垫或填充垫，甚至可能需要定制假体等。对于术前存在明显膝关节不稳定、膝外翻畸形的患者，应考虑到使用限制型假体的可能。由于血友病患者通常合并严重畸形，同时软组织因长期出血刺激常常失去弹性，软组织平衡较非血友病患者困难。通常在假体准备时，需要考虑到不稳的可能，除了准备常规表面置换假体，还需常规准备宽立柱聚乙烯垫片，必要时需准备髁限制型假体，从而便于术中随时调整方案。

无论对于血友病膝关节病变的患者，还是所有膝关节置换的手术，伸直功能是手术中需要首先考虑的问题。血友病患者由于长期关节病变，关节内有较多的挛缩纤维组织。为了纠正屈曲挛缩，首先可以通过软组织松解及平衡进行治疗。轻度的屈曲挛缩畸形可通过对股骨后髁及胫骨后缘的后方关节囊松解纠正，而重度的屈曲挛缩必须进行彻底的后方软组织松解，充分切除关节内挛缩纤维组织、松解后方关节囊附着点，改善伸直功能。

当软组织松解仍不能达到恢复伸直功能的目的，需要通过增加截骨的方法。增加截骨时需注意应保留股骨前、后髁的骨量，以维持关节屈曲位稳定性。通常股骨侧截骨量在标准截骨基础上补充截骨不应超过 6mm，胫骨侧截骨不应超过腓骨小头水平，否则，去除过多的骨量容易影响假体的固定面积，出现早期假体松动。当截骨量较多时，需要使用带延长杆的假体。同时当增加截骨量时可能伴随侧副韧带损伤，术中应及时检查并进行修补。

对于术前屈曲畸形严重的患者，矫正屈曲畸形后应警惕可能合并下肢血管损伤，术中应松开止血带，检查远端动脉搏动情况。对于严重屈曲畸形患者，不能追求术中获得完全伸直的膝关节，以增加截骨牺牲骨量获得矫正屈曲畸形的患者容易出现假体松动，不利于翻修手术，同时可能出现下肢神经、血管损伤等灾难性并发症。为了纠正屈曲畸形，同时可配合术后石膏制动、皮肤牵引等方法。

血友病患者术后功能康复的原则是循序渐进，同时功能锻炼应提前做到镇痛，由于患者对疼痛较敏感，若不能做到提前镇痛，常影响功能锻炼效果。功能锻炼应以 CPM + 手工锻炼的复合模式进行。CPM 锻炼能从细胞水平降低术后纤维增生、减少术后瘢痕形成，对软组织修复、肿胀治疗及关节功能恢复均有好处。同时 CPM 锻炼能尽可能少的减少暴力导致的关节腔出血。

2. 本例患者双膝关节均有严重病变，合并屈曲畸形，考虑一期双膝手术

术前给予充分的凝血因子替代。在屈曲畸形的矫正方面，本例患者通过增加股骨侧截骨的方法一方面增加伸直间隙，不影响屈曲间隙。股骨侧增加截骨时应注意保护双侧副韧带。同时由于血友病患者长期出血导致关节周围软组织挛缩，尤其是后方关节囊挛缩。本例患者在完成股骨截骨后，通过进行股骨后方关节囊的松解以及在关节线水平切开后关节囊，实现后方松解。股骨侧后方关节囊松解时应紧贴股骨后方皮质，防止神经、血管损伤。由于术中双侧均残

留 5°~10° 的屈曲畸形。手术结束在麻醉状态下，给予双侧伸直位石膏固定进行屈曲畸形的辅助矫形。一方面可以减少增加截骨导致假体固定强度减弱，同时也可避免神经、血管并发症。本例患者术前同时合并膝关节僵硬，术前关节活动度受限。由于该患者的伸膝装置因长期出血刺激导致伸膝装置挛缩、粘连。为了获得满意的活动度，双侧均进行了袖套样松解，使骨性结构与周围软组织完全分离，实现骨关节的骨骼化。同时本例患者通过伸膝装置的拉花样松解，在维持一定伸膝装置强度的基础上尽量获得满意的关节活动度。在假体选择上，右膝关节没有明显内外翻畸形，截骨后使用初次置换假体获得满意的屈伸平衡。左膝术前合并严重内翻畸形，同时股骨侧合并有 10° 的关节外畸形，若同时行髁上截骨矫正关节外畸形，会带来更大的创伤，不利于血友病患者的恢复。本例患者左侧通过关节内截骨方法，矫正关节外畸形。通过术前合理的计划，确定术中股骨侧开髓点及股骨截骨外翻角，使得股骨远端截骨线垂直股骨机械轴。左膝截骨后由于存在外侧松弛，通过使用髁限制型假体恢复冠状面稳定性。本例患者不仅存在肌肉、关节囊的纤维化改变，同时浅筋膜也存在纤维化改变，关闭伤口难度较大。我们对挛缩关节囊进行拉花样松解，同时配合平行推移筋膜瓣的方法完成伤口闭合。术后给予加压包扎，伤口得到一期愈合。

四、诊治要点

1. 术前凝血因子预试验确定凝血因子替代方案。

2. 术前模板测量，确定截骨的相关参数；根据畸形程度，进行假体准备。

3. 初次截骨的基础上，根据畸形残留的情况进行补充截骨。按照截骨九宫格指南，增加股骨侧远端截骨，可增加伸直间隙而不影响屈曲间隙；缩小假体型号，可增加屈曲间隙而不影响伸直间隙。

4. 血友病患者软组织挛缩，需要进行充分的软组织松解，尤其是后关节囊松解及切开。对于僵直膝，必要时需要行袖套样松解，使股骨侧肌肉、软组织达到完全骨骼化以获得最大范围的活动度。

5. 严重膝内翻畸形矫形，截骨时应适当保守，需要进行内侧副韧带充分松解，必要时可配合滑移截骨的方法。但对于本例血友病患者，由于关节破坏程度严重，同时合并股骨侧关节外畸形，通过关节内截骨矫正关节外畸形时，需要适当增加截骨量才能保证假体固定的足够骨面。截骨后若存在冠状面不稳，可通过髁限制型假体恢复冠状面稳定性。

6. 术后加压包扎对于防止血友病关节置换术后关节内血肿、伤口并发症有着重要的意义。由于广泛的软组织松解，出现血肿、淤斑的概率高，应警惕。

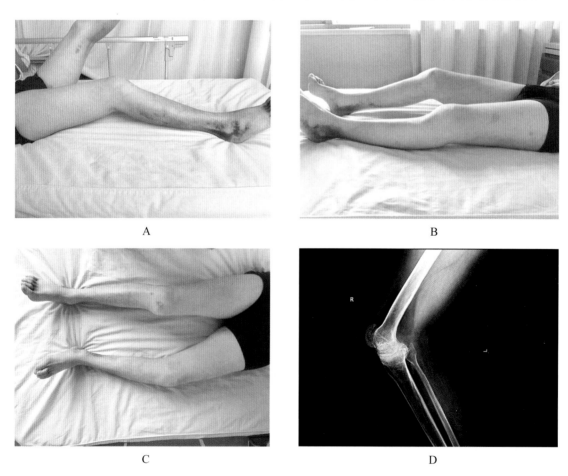

A

B

C

D

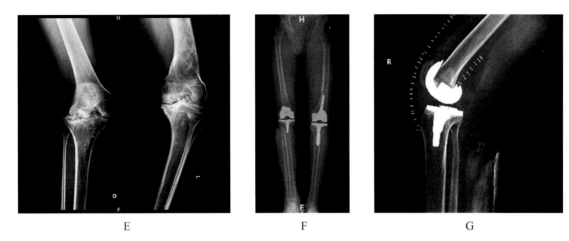

E　　　　　　　　　　F　　　　　　　　　　G

图 2-1　男性，40 岁，双膝血友病性关节炎，双膝屈曲畸形，双膝关节僵直，左膝内翻畸形，甲型血友病，行双膝全膝关节表面置换术（total knee arthroplasty，TKA）治疗。A～C，术前双膝伸直位正侧位大体像可见右膝关节明显屈曲畸形，左膝内翻畸形，双踝关节可见较多色素沉着；D～E，术前双膝正位及右膝侧位 X 线片可见膝关节间隙消失，关节面破坏，软骨下骨可见囊性变，右膝胫骨相对股骨外侧移位；左膝内翻畸形，左股骨远端因陈旧骨折畸形愈合出现左膝关节外畸形。F，术后双下肢负重全长可见右膝使用普通初次置换假体，右膝力线良好；左膝股骨侧及胫骨侧均使用带延长杆的假体，左膝力线良好。G，术后右下肢侧位 X 线片提示假体位置良好

（冯　宾　翁习生）

参考文献

[1] Bin Feng, Xi-sheng Weng, Jin Lin, et al. Outcome of total knee arthroplasty combined patella-plasty for end-stage type A hemophilic arthropathy[J]. The Knee, 2012, 19(2):107-111.

[2] Rodriguez-Merchan EC. Aspects of current management: orthopaedic surgery in haemophilia [J]. Haemophilia, 2012, 18(1):8-16.

[3] Zhai JL, Weng XSh, Peng HM, Sun TW, Zhou L. Common complications after arthroplasty in patients with haemophilia-a Chinese experience[J]. Haemophilia, 2015, 21(3):e230-232.

[4] Chiang CC, Chen PQ, Shen MC, et al. Total knee arthroplasty for severe haemophilic arthropathy: long-term experience in Taiwan[J]. Haemophilia, 2008, 14(4):828-834.

第二节　合并膝关节外翻畸形的人工膝关节置换术

一、病例摘要

患者男性，47岁，因确诊"甲型血友病20余年，双膝关节变形、疼痛20年，右髋关节疼痛10年，加重伴双膝活动受限3年"入院。诊断考虑"双膝血友病性关节炎，右髋血友病性关节炎，右膝外翻、屈曲畸形，左膝内翻、屈曲畸形，右髋屈曲畸形"。患者右膝外翻畸形合并屈曲畸形、僵直膝，同时存在血友病，膝关节置换较常规膝外翻的关节置换治疗更为复杂。该患者全麻下行双膝关节置换＋右髋关节置换术。右膝关节中度外翻畸形，内侧副韧带完整合并外侧副韧带挛缩，股骨远端及胫骨近端截骨后，按照inside-out的原则进行外侧结构松解，获得平衡的屈伸间隙，右膝最后选择初次置换假体。

二、病例简介

患者男性，47岁，因确诊"甲型血友病20余年，双膝关节变形、疼痛20年，右髋关节疼痛10年，加重伴双膝活动受限3年"入院。20余年前，患者因外伤后出血不止于外院诊断"甲型血友病"，其后间断出现双膝关节疼痛、肿胀，于当地医院定期补充Ⅷ因子治疗后可缓解出血症状。其后逐渐出现双膝关节畸形伴伸直、屈曲活动受限，影响下地行走及上下楼活动。10年前，症状加重，同时合并右髋疼痛伴右髋伸直受限。近3年，患者关节变形加重，双膝关节活动明显受限伴疼痛，定期补充Ⅷ因子后缓解不明显。为进一步治疗就诊于我院，考虑"双膝血友病性关节炎、双髋血友病性关节炎"，为行手术治疗收治入院。**入院查体**：体重70kg，跛行步入病房，双膝屈曲畸形，右膝外翻畸形（图2-2A～B），左膝关节内翻畸形。双膝屈曲受限。右膝关节ROM伸-屈30°～60°。左膝关节ROM伸-屈30°～40°。双膝关节过伸试验（＋）、过屈试验（＋）。右髋30°屈曲畸形，屈曲60°，Thomas征（＋），内外旋受限，外展-内收20°～0°。**辅助检查**：双膝正侧位X线片提示双膝关节间隙狭窄、关节面破坏，关节周围骨质密度不均，关节周缘骨赘形成。右股骨外侧发育不良。右髋关节间隙狭窄，髋臼周围骨赘形成（图2-2C～D）。

术前准备及临床决策

入院查FⅧ 0.4%，抑制物0BU/ml。

Anti-HCV（－），HBsAg（－），HIV抗体（－）。

术前请血液科会诊，制订凝血因子替代治疗预试验方案，行凝血因子替代治疗预试验，凝血因子用量3000U。

时间	0h	1h	3h	6h	8h	12h	24h
FⅧ（%）	0.9	89.8	86.3	68.9	60	46.3	36.7
抑制物	0.0						0.0
APTT血浆纠正试验	可纠正						可纠正

根据凝血因子预试验结果，制订围术期凝血因子替代治疗方案。

1. **手术当天**：凝血因子Ⅷ 3400U，q12h。

2．术后第 1～3 天：凝血因子Ⅷ 2800U，q12h。

3．术后第 4～7 天：凝血因子Ⅷ 1800U，q12h。

4．术后第 8～10 天：凝血因子Ⅷ 1200U，q12h。

5．术后第 11～14 天：凝血因子Ⅷ 800U，qd。

该患者双膝、右髋病变，拟行一期双膝关节置换、右髋关节置换术。因患者右髋僵直，手术策略先行右髋关节置换，恢复髋关节活动度，再行右膝关节置换及左膝关节置换。该患者右膝外翻畸形合并屈曲畸形、僵直膝，右膝置换术中需考虑到同时纠正屈曲畸形及外翻畸形。为了纠正屈曲畸形，需要进行补充截骨，同时配合后关节囊切开或松解。为了纠正外翻畸形，术中应保护内侧副韧带及内侧张力结构的完整性，内侧显露可做有限的松解，外侧采用 inside-out 的逐步松解方法。假体准备方面，除了准备初次置换假体，还需要准备高限制性的髁限制型假体。股骨侧外旋参照髁上轴。术中完成股骨远端和胫骨近端截骨后，进行软组织充分松解及平衡，若存在明显的内侧松弛，需要采用髁限制型假体。

手术过程

患者于全麻下一期行双侧 TKA 手术＋右侧全髋关节置换术。右髋关节及左膝关节手术同常规血友病的髋膝关节置换手术。右膝置换术中，假体使用初次置换表面膝假体（Smith&Nephew：Genesis-Ⅱ）。取右膝前正中切口、髌旁内侧入路。术中见关节内广泛粘连，伸膝装置固定挛缩，关节内少量陈旧积血，关节滑膜表面广泛含铁血黄素沉积，关节软骨、交叉韧带及半月板明显破坏；外侧支持带紧张，内侧副韧带无明显松弛；股骨外髁发育不全；胫骨平台软骨破坏，以外侧软骨缺损为著。行伸膝装置袖套样松解，切除伸膝装置与股骨之间粘连的瘢痕组织，检查膝关节可屈曲至90°。彻底清理病变滑膜，屈膝并向外推髌骨。行胫骨髓外定位，以外侧平台最低点为参考进行胫骨截骨，测定平台内侧截骨高度为6mm。再行股骨髓内定位，保留5°外翻角，行股骨远端截骨（9mm+4mm）。确定髁上轴，参考髁上轴确定股骨假体外旋，测量股骨假体3#，在截骨器引导下行前后髁和斜面截骨并制备髁间骨槽。屈伸位检查外侧间隙紧张，内侧副韧带完整、张力存在。充分松解后方关节囊及腓肠肌外侧头的股骨附着点，部分切开挛缩的后方关节囊。去除胫骨平台外侧骨赘，伸直位使用撑开钳撑开外侧间隙。松解髂胫束胫骨侧止点，检查伸屈间隙外侧仍紧。取90°屈曲位，行后外侧关节囊切开松解及外侧副韧带股骨侧松解。检查屈伸间隙内外侧平衡。安装同型号的股骨侧试模，测量胫骨平台4#，制备胫骨平台骨槽。行伸膝装置的Pie-crusting松解。安装同型号股骨、胫骨假体试模及垫片（9mm）试模，测试患肢力线、张力、平衡、活动度满意。以电凝将髌骨周缘去神经化，咬除髌骨周缘骨赘并修整关节面。加压脉冲冲洗截骨面后，以骨水泥将相应型号的股骨和胫骨假体及垫片试模置入正确位置。置入9mm后稳定型高屈曲垫片。最终测试张力、平衡及活动度均满意。NO-THUMB测试见髌骨轨迹满意。逐层缝合切口。

术后处理

术后按照血液科会诊意见给予凝血因子替代治疗。术后第1天开始指导患者行下肢肌肉等张收缩、直腿抬高练习，同时在输注凝血因子后开始CPM功能锻炼，一天2次。术后复查X线片提示假体位置及下肢力线良好，假体位置满意（图2-2E～F）。2周伤口顺利拆线（图2-2G～H）。术后2周双膝ROM为5°～80°。

三、病例分析

1. 合并膝外翻畸形血友病膝关节置换的总体原则

血友病外翻膝关节置换的难点：包括外侧松解困难，骨解剖发育异常，截骨标准难以掌握，髌股轨迹纠正并发症发生率高。外翻膝的关节置换，常规仍然采用髌旁内侧入路。由于股骨外侧髁发育不良，外侧平台骨缺损，在股骨侧截骨时可适当内移开髓点，同时选择 5° 甚至更小的截骨外翻角，从而避免外翻矫正不足的问题。对于股骨外旋的确定，由于股骨外侧髁发育小，容易出现外旋不足的情况，可参考 Whiteside 线 / 临床髁上轴 / 屈曲位胫骨平台等方法来确定外旋。胫骨侧截骨：去除外侧平台骨赘，参照内侧平台同时参考外侧平台最低点进行截骨，截骨厚度 6 ~ 8mm，可适当增加后倾。对于外侧缺损填充、包容性骨缺损，可通过骨水泥进行填充，或者通过打压植骨进行填充。为了缩小 Q 角，减少术后髌骨脱位发生率，可通过胫骨假体偏外旋放置或胫骨结节截骨的方法缩小 Q 角。

膝关节外侧软组织松解的方法可采用 Ranawat 提出的 inside-out 逐步松解法，也可采用 outside-in 的方法。无论采用哪种方法，松解的目标包括所有紧张的结构，同时应至少保留 1 种外侧稳定结构。具体松解时可采用 Pie-crusting 方法，或者行挛缩结构的切断、Z 字成形。本例患者采用 inside-out 的方法，分别进行了髂胫束松解、外侧关节囊切开、外侧副韧带 Pie-crusting 的方法。同时本例患者合并重度屈曲畸形，在股骨补充截骨的基础上进行后关节囊的充分松解及切开。由于屈伸间隙外侧紧，在行后方关节囊松解时外侧松解范围大于内侧。膝外翻软组织松解的目的在于获得平行的屈曲间隙及伸直间隙。外翻膝可能合并髌骨轨迹异常，具体的处理方法可参见本章第 5 节。

　　血友病患者的膝关节置换术前应仔细判断畸形情况、关节稳定性、内外侧韧带结构的平衡，这对于选用假体类型非常重要。一般我们选用后稳定型假体，由于股骨髁增粗变方、髁间窝增宽、前后径变短，血友病膝关节置换的假体型号多以小号为主。由于血友病膝关节炎患者较年轻，目前的假体寿命很难实现一次置换终身使用，同时因患者感染率相对较高、骨质条件差，血友病患者膝关节置换的原则是尽可能选择初次置换假体。对于术前侧方不稳的患者，或当患者伴屈曲挛缩、膝内外翻畸形时韧带结构不能提供假体稳定，若术中安装试模后，行侧方应力试验检查，膝关节有明显的不稳定，关节间隙张开 >12mm，可考虑选用稳定加强型衬垫或选用限制性较高的假体（如 LCCK、TC-3 等），半限制型假体介于普通假体与铰链膝之间，这种假体可使一侧侧副韧带存在但功能不全或松弛的中度以上不稳定患者在不修复副韧带的情况下获得关节的稳定，避免使用铰链膝，同时假体下沉、松动断裂、感染等并发症低于铰链膝。本例患者由于内侧副韧带完整，单纯外侧挛缩，通过充分地松解使内外侧韧带平衡。最终选择了初次表面置换膝关节假体进行置换。

　　血友病外翻膝的关节置换并发症高于内翻膝。常见并发症有术后不稳、残留外翻畸形、关节僵直、伤口并发症、腓总神经损伤、髌骨轨迹异常等。同时因血友病出血倾向，术中常需要同时行广泛的软组织松解，应重视及警惕术后伤口并发症。防止浅表的伤口不愈合发展到深部。

　　2. 本例患者诊断"血友病性关节炎（双膝、右髋受累）"明确。该患者右膝外翻畸形属于 Krackow Ⅱ型，即患者存在外侧软组织挛缩，内侧软组织松弛但功能完好。右膝采用常规的髌旁内侧入路，胫骨侧截骨参考内侧平台，基本原则是尽量使截骨平面覆盖外侧平台最低点。股骨侧采用 5° 外翻截骨，初次截骨后外侧髁未截到，股骨侧给予补充 4mm 截骨。右膝截骨及软组织松解后获得对称的内外侧间隙，采用初次表面置换膝关节假体完成手术。股骨外旋参考髁上轴确定。外侧松解按照 inside-out 的方法进行松解，松解部位包括髂胫束、后外侧关节囊、部分侧副韧带。通过正确放置股骨假体外旋，股骨假体按照偏外放置的原则，配合外侧支持带的松解，髌骨轨迹得到满意的纠正。由于本例患者同时合并有屈曲畸形及僵直膝，通过股骨补充截骨及后关节囊松解的方法矫正屈曲畸形。同时通过伸膝装置的袖套样松解及伸膝装置 Pie-crusting 的方法使膝关节获得满意的关节活动度。

四、诊治要点

1. 血友病合并外翻畸形，对于外翻 <10° 的患者，通过少量的软组织松解及初次表面置换膝关节假体即可完成。对于外翻 <20° 患者，常合并一定程度的内侧松弛、外侧挛缩，通过软组织松解后，可采用普通初次置换假体完成手术，必要时需要髁限制型假体。对于外翻 >30° 患者，通常需要使用髁限制型假体。

2. 膝外翻外侧松解可采用 inside-out 或 outside-in 的次序进行。具体方法包括切开、pie-crusting 技术。无论采用何种方法松解，需要保留一种以上的外侧稳定结构。本例患者通过 inside-out 的松解方法，松解外侧及后方关节囊、髂胫束，外侧结构中保留腘斜肌腱的完整性。

3. 膝外翻畸形患者 TKA 术后并发症较高，常见并发症有术后不稳、残留外翻畸形、关节僵直、伤口并发症、腓总神经损伤、髌骨轨迹异常等。本例患者由于术前外翻畸形严重，畸形矫正后出现腓总神经麻痹，考虑与外翻畸形矫正后神经牵拉有关。由于血友病患者出血倾向以及软组织弹性差，常常容易合并伤口并发症，对于血友病合并的伤口并发症应早期、积极处理，若合并感染将导致灾难性结果。

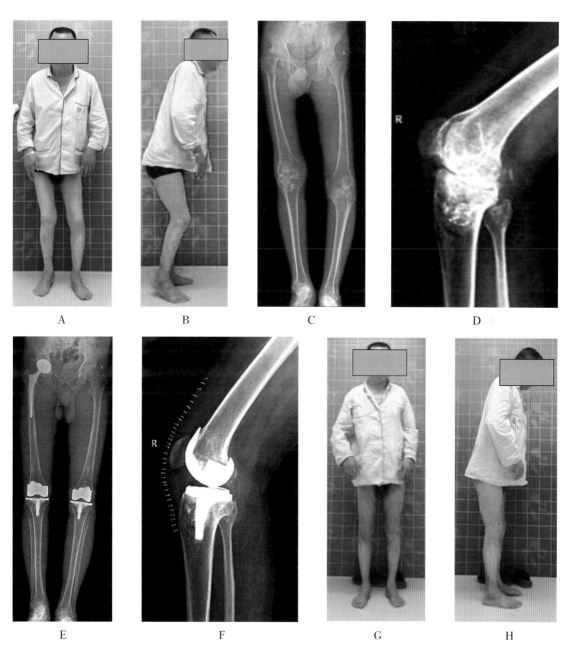

A   B   C   D

E   F   G   H

■ 图2-2 男性，47岁，双膝血友病性关节炎、右髋血友病性关节炎，右膝外翻、屈曲畸形，甲型血友病，行双膝 TKA + 右侧 THA。A~B，术前大体像提示右膝外翻、右膝屈曲畸形。C~D，术前负重像及侧位 X 线片提示双膝关节间隙狭窄，关节面破坏，关节周围骨质密度不均，关节周缘骨赘形成。右股骨外侧发育不良。E~F，术后双下肢负重像及右侧侧位 X 线片提示假体位置满意，右膝术后力线恢复满意。G~H，术后站立位大体像提示右膝残留 5° 屈曲畸形，右下肢力线满意，膝外翻矫正

（冯 宾 林 进）

参考文献

[1] Bin Feng, Xi-sheng Weng, Jin Lin, et al. Outcome of total knee arthroplasty combined patellaplasty for end-stage type A hemophilic arthropathy[J]. The Knee, 2012, 19(2):107-111.

[2] Rodriguez-Merchan EC. Aspects of current management: orthopaedic surgery in haemophilia[J]. Haemophilia, 2012, 18(1):8-16.

[3] Soo. Orthopaedics & Traumatology: Surgery & Research (2010) 96S, S37-S42.

[4] Scuderi & Insall in Lotke (ed), Knee Arthroplasty, Raven Press, 1995.

第三节　合并膝关节内翻畸形的人工膝关节置换术

一、病例摘要

患者男性，30岁，因诊断"甲型血友病28年，右膝关节肿痛22余年，左膝 TKA 术后 1 年半"入院。1 年半前患者因左膝血友病性关节炎行左膝 TKA，采用人工铰链膝关节假体。此次因右膝肿痛、内翻畸形，拟行右侧 TKA。本例患者术前右膝内翻畸形达 20°，同时因血友病反复出血，出现关节软组织挛缩。膝关节置换手术中，在常规截骨的基础上进行补充截骨，同时配合内侧副韧带松解、Pie-crusting 技术及股骨内侧髁滑移截骨的方法，进行内外侧平衡。最后通过初次表面置换假体完成手术。术后随访时关节功能恢复满意。

二、病例简介

患者男性，30 岁，因诊断"甲型血友病 28 年，双膝关节肿痛 22 余年，左膝 TKA 术后 1 年半"入院。28 年前患者因皮下出血、牙龈出血以及尿血，于北京儿童医院就诊，诊断为血友病（A 型），予以输注凝血酶等治疗，症状改善。22 年前患者开始出现双膝关节肿痛不适，行走困难，局部无皮温增高以及窦道形成等，双肘、踝、肩等亦有受累，输注人凝血因子Ⅷ后可好转，之后症状反复发作。后患者双膝肿痛症状明显加重，患者于外院应用人凝血因子Ⅷ治疗，症状可间断缓解，但仍反复发作。2 年前症状开始持续并加重，双膝关节屈曲畸形，伸直困难，患者不能独立行走，就诊于我院，考虑双膝血友病性关节炎诊断明确。1 年半前行左侧人工全膝关节表面置换术，术中股骨出现骨折，采用人工铰链膝关节置换，手术顺利，术中输红细胞 2U。患者术后恢复良好，左膝关节康复训练良好，屈曲 0°～120°。本次为行右侧人工膝关节表面置换术收入院。**入院查体**：体重 76kg。扶双拐入病房。右膝明显屈曲、内翻畸形，内翻畸形达 30°。右侧股四头肌明显萎缩。右膝关节间隙压痛（＋），伸直受限，过屈（－），侧方应力试验（＋），研磨试验（－），抽屉试验（－），浮髌征（－）。右膝关节 ROM 15°～90°。左膝关节 ROM 伸-屈 0°～120°。双髋关节活动度尚可，无明显畸形。**辅助检查**：右膝正侧位及双下肢负重位 X 线片：右膝关节面破坏、关节间隙狭窄，股骨内侧髁、胫骨平台内侧可见骨缺损；左膝人工关节假体位置良好，周围未见透亮线等（图 2-3A～C）。

术前准备及临床决策

入院查 FⅧ 0.5%，抑制物 0BU/ml。

Anti-HCV（＋），HCV-RNA（－），HbsAg（－），HIV 抗体（－）。

术前请血液科会诊，制订凝血因子替代治疗预试验方案，行凝血因子替代治疗预试验，凝血因子用量 2800U。根据凝血因子预试验结果，制订围术期凝血因子替代治疗方案。

1. 手术当天：凝血因子Ⅷ 3400U，q12h。

2. 术后第 1~3 天：凝血因子Ⅷ 3000U，q12h。

3. 术后第 4~7 天：凝血因子Ⅷ 2400U，q12h。

4. 术后第 8~10 天：凝血因子Ⅷ 1400U，q12h。

5. 术后第 11~14 天：凝血因子Ⅷ 1000U，qd。

该患者术前膝内翻畸形明显，伴内侧软组织挛缩。同时该患者股骨髁畸形发育畸形。对于同时合并关节外畸形的膝内翻患者，通过单纯截骨及松解可能不能达到完全的平衡，需要同时配合截骨手术。若同时采用关节外畸形处截骨的方法，需要采用带延长杆的特殊类型假体或者配合接骨板，以达到固定截骨处部位的目的。本例患者也可以采用股骨内侧髁滑移截骨的方法，获得内外侧平衡，术中确保滑移截骨的牢固固定。若采用滑移截骨的方法，使用初次表面置换的假体即可完成手术。但术后可能存在截骨块愈合不良的情况，术后需配合支具治疗。该患者血友病、膝内翻畸形、股骨髁发育畸形，采用初次置换假体配合滑移截骨的方法，以最小的创伤完成手术。

手术过程

患者于全麻下行右侧人工膝关节表面置换术，选用普通初次置换的假体。手术简要过程如下：取右膝前正中切口，逐层切开皮肤、皮下组织及深筋膜。沿髌骨内侧弧形切开关节囊至髌韧带内侧。见关节腔内少量陈旧积血，大量含铁血黄素陈旧纤维组织填充并覆盖于股骨胫骨及髌骨关节面；股骨内髁发育不良；半月板及交叉韧带、各关节面明显破坏。完整切除病变滑膜、交叉韧带、内外侧半月板及部分髌下 Hoffa 脂肪垫。胫骨髓外定位，参照内侧平台最低点，并以外侧平台为标准，截骨厚度为 11mm，行胫骨近端截骨。股骨髓内定位，保留 6° 外翻角，行股骨髁远端截骨，截骨厚度为 13mm。因股骨内髁发育较小，测试伸直间隙时存在骨缺损，且患者伸直间隙内侧紧张。用股骨测量器测定股骨假体型号为 3#。安装股骨四合一截骨模具，依次行股骨远端前后髁及斜面截骨。行内侧副韧带松解及 Pie-crusting 松解，并切除胫骨平台内侧多余骨赘，测定胫骨假体型号为 2#，植入试模及胫骨垫片试模（11mm），制备胫骨假体骨槽。检查伸直间隙外侧满意，内侧仍然明显紧张。遂决定行股骨内侧髁滑移截骨，制作 2cm×1cm 截骨块，安放股骨、胫骨假体试模及垫片试模，活动膝关节确定股骨截骨块的固定轴心并进行临时固定。测试膝关节内外侧平衡、张力满意，以 3 枚克氏针固定股骨内侧髁截骨块。行髌骨去神经化并咬除周缘骨赘、修整关节面。脉冲冲洗后放置假体。最终测试力线、张力、平衡、活动度及髌骨轨迹尚满意，放置引流管，关闭伤口。术后检查下肢活动及足背动脉搏动正常。

术后处理

术后按照血液科会诊意见给予凝血因子替代治疗。术后第一天开始指导患者行下肢肌肉等张收缩、直腿抬高练习，同时在输注凝血因子后 CPM 功能锻炼，频率为一天 2 次。由于患者同时接受了股骨内侧髁滑移截骨，功能锻炼以 CPM 锻炼为主，术后给予佩戴侧方限制性支具维持侧方稳定性，支具佩戴时间 6 周。考虑到血友病患者感染风险高，可适当延长抗生素使用时间，本例患者预防性抗生素使用至术后第 3 天。术后 1 周 CPM 功能锻炼角度右侧 95°。于术后第 10 天出现右膝关节肿胀，考虑关节内出血，调整Ⅷ因子剂量后症状缓解，继续适当关节活动锻炼。术后 2 周常规伤口拆线。术后复查 X 线片提示右膝关节假体位置良好，右下肢力线良好（图 2-3D~E）。术后 1 年复查假体位置良好（图 2-3F~G）。

三、病例分析

1. 合并膝内翻畸形血友病关节置换的一般原则

对于血友病合并膝内翻患者的膝关节置换，常规采用髌旁内侧入路。由于血友病患者软组织失去弹性，对于膝内翻的矫形，通常截骨量可较常规置换时适当增加，但不能一味地采用增加截骨的方法，可能导致膝关节不稳，应进行膝关节周围软组织的广泛松解，具体松解的方法可采用 Pie-crusting 技术、软组织袖套样松解、股骨骨骼化。膝内翻的软组织松解，需着重强调内侧松解，充分松解内侧副韧带的深层的前束和后束、后方关节囊松解以及鹅足肌腱，同时可采用 Pie-crusting 技术。若单纯软组织松解不能获得平行的屈伸间隙，可通过股骨内侧髁滑移截骨的方法，该方法有利于术中平衡，但存在截骨不愈合、内侧屈伸间隙张力不等、屈曲位不稳的风险。截骨块应进行牢固固定，可以采用克氏针固定，有条件也可使用 2 枚拉力螺钉固定。术中放置假体试模后应行屈伸活动，确定截骨块股骨侧的固定位置。术后需要配合支具制动。

血友病患者合并严重骨质疏松、骨缺损时，常见的处理方法有骨水泥充填、自体骨植骨、异体骨植骨或使用楔形垫或填充垫。截骨后，首先应刮除囊变内的软组织，判断骨缺损的范围及程度。相对于常规截骨厚度增加 2mm 是可行的，但骨缺损的处理不能依靠截骨来完成。单纯选择小的假体以避开骨缺损，可能造成假体接触面积及应力分布和传导不平衡，增加假体失败风险。当骨缺损面积超过整个胫骨平台截面积的 10%，则假体很难避开缺损部位。对于包容性骨缺损，缺损深度 <5mm 的，可考虑骨水泥填充；对于缺损更多的，可考虑自体骨或异体骨打压植骨；对于非包容性骨缺损，缺损范围较大，可考虑结构植骨或金属垫块的方法，当使用金属垫块时，为了增加假体的固定稳定性，通常需要使用延长杆。

为了矫正膝内翻畸形，行广泛松解可能出现内外侧不平衡、内侧结构不稳的风险，此时需要通过高限制性的假体进行代偿，因此术前应常规准备宽立柱的聚乙烯垫片及髁限制型假体。

2. 本例患者术前右膝内翻畸形 >30°，同时合并有股骨内侧髁发育小的畸形。行股骨远端常规截骨后股骨内侧仅有少量截骨。股骨侧增加 4mm 截骨，以获得良好的假体固定骨床。本例患者通过单纯内侧松解仍不能获得对称的截骨间隙。此时可以考虑扩大范围松解或者股骨内侧髁滑移截骨的方法。前者可能面临内侧松解过度、内侧张力结构破坏，甚至需要使用髁限制型假体完成手术。我们采用了股骨内侧髁的滑移截骨，获得对称的伸直间隙。截骨后安放假体试模，确定股骨内侧相对满意的旋转中心并进行滑移截骨块的固定。术后配合支具保护，截骨块获得满意的愈合。同时，本例患者术后10天功能锻炼时出现膝关节出血，排除产生凝血因子抑制物的可能后，考虑与凝血因子不足有关，调整凝血因子替代治疗方案，同时配合加压包扎、冰敷、适当制动后，症状好转。待出血控制后，尽快恢复功能锻炼。

四、诊治要点

1. 血友病膝内翻畸形的关节置换的手术原则除了同非血友病患者的手术治疗外，对软组织松解要求更高。由于慢性出血导致的关节囊及韧带挛缩，术中需要行更多的内侧软组织松解，必要时需要行鹅足的松解。

2. 严重的内翻畸形的 TKA 治疗，软组织松解仍不能达到内外侧平衡，可考虑配合股骨内侧髁滑移截骨方法，术后应在限制性支具保护下进行功能锻炼，早期避免负重，早期功能锻炼以 CPM 为主。也可考虑补充截骨配合广泛软组织松解，对于内外侧明显不稳的患者必要时可使用髁限制型假体。

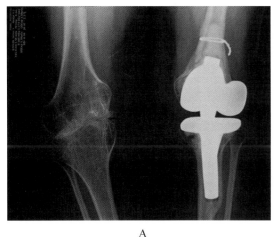
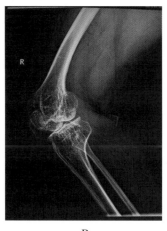
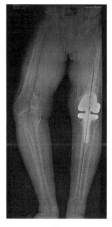

A   B   C

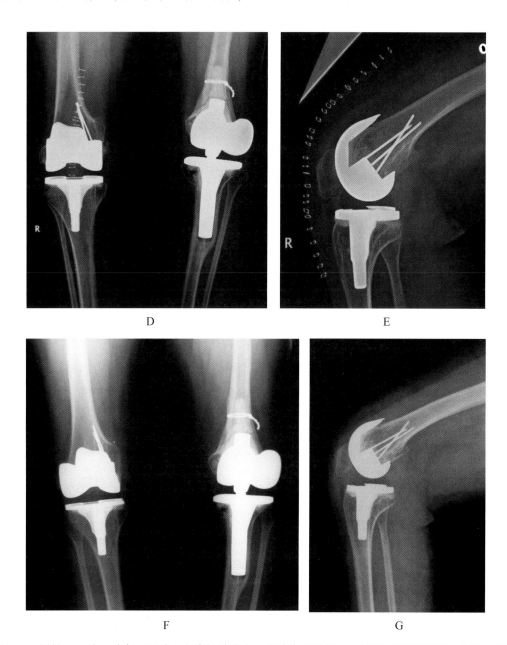

D

E

F

G

图 2-3　男性，30 岁，诊断"双膝血友病性关节炎，右膝内翻畸形，左膝关节铰链膝置换术后，甲型血友病"，行右膝 TKA 治疗。A～C，术前右膝正侧位及双下肢负重位 X 线片提示右膝关节间隙完全狭窄，软骨下骨囊性变，关节周缘骨赘形成，股骨内侧髁发育不良，右膝内翻畸形，左膝假体位置良好。D～E，右膝 TKA 术后正侧位 X 线片，术中行右股骨内侧髁滑移截骨、克氏针固定，假体位置良好。F～G，右膝 TKA 术后 1 年双膝正位及右膝侧位 X 线片见假体位置良好，假体周围未见透亮线等

（冯　宾）

参考文献

[1] Wang K, Street A, Dowrick A, et al. Clinical outcomes and patient satisfaction following total joint replacement in haemophilia 23 year experience in knees, hips and elbows [J]. Haemo-philia, 2012, 18(1):86-93.

[2] Rodriguez-Merchan EC. Aspects of current management: orthopaedic surgery in haemophilia [J]. Haemophilia, 2012, 18(1):8-16.

第四节　一期双膝关节置换术治疗血友病性关节炎

一、病例摘要

患者男性，40岁，因确诊"甲型血友病39年，双膝及双踝疼痛变形30年"入院。入院诊断"血友病性关节炎（双膝、双踝受累）；双侧跟腱挛缩；甲型血友病"。患者多关节病变，双膝、双踝功能均明显受限，手术指征明确，多关节受累，考虑行一期多关节手术改善患者症状。于一期行全麻下行双膝关节置换、右侧跟腱延长、左踝关节融合术。

二、病例简介

患者男性，40岁，因确诊"甲型血友病39年，双膝及双踝疼痛变形30年"入院。患者1岁时即出现牙龈出血不止，就诊于第四军医大学附属医院，诊断为"甲型血友病"。患者10岁开始出现双膝关节疼痛、肿胀，活动受限，右踝关节背伸受限，口服镇痛药物治疗。近10年来，双膝关节疼痛加重，行走时明显，现步行距离约为100米即疼痛难忍。近3年来，左踝关节开始出现疼痛肿胀及活动受限，2013年1月外院X线片提示双膝及左踝关节面破坏，门诊以"血友病性关节炎"收入病房。**入院查体**：体重74kg，蹒跚步态。双膝屈曲畸形，屈曲畸形20°，右膝10°外翻畸形。双侧股四头肌明显萎缩。双膝关节未见肿胀，右膝关节间隙压痛（＋），过伸试验（－）、过屈试验（－）；右膝关节ROM伸-屈30°~70°。左膝关节间隙压痛（＋），过伸试验（＋）、过屈试验（＋），侧方应力试验（＋），研磨试验（＋），麦氏试验（－），抽屉试验（－），浮髌征（－）；左膝关节ROM伸-屈20°~70°。双髋关节活动度良好，无明显畸形。左踝关节肿胀，皮肤色素沉着，背伸跖屈受限，左踝跖屈40°畸形。右踝关节跖屈30°畸形，跟腱处可触及条索状物。**辅助检查**：双膝及双踝正侧位X线片提示双膝关节间隙狭窄、关节面破坏，关节周缘骨赘形成。右踝关节肿胀，左踝关节间隙狭窄，关节面破坏（图2-4A~C）。

<img src="data:image/png;base64," alt="术前准备及临床决策" />
术前准备及临床决策

本例患者考虑同时合并双膝及左跟腱挛缩，手术方案考虑一期行双膝关节置换、左踝关节融合、右跟腱延长术。患者右膝外翻10°畸形，考虑通过初次置换假体可满足手术。

入院查 FⅧ 0.9%，抑制物 0BU/ml，FⅨ 103.4%。

Anti-HCV（-），HBsAg（-），HIV 抗体（-）。

术前请血液科会诊，制订凝血因子替代治疗预试验方案，凝血因子用量 2800U。根据凝血因子预试验结果，制订围术期凝血因子替代治疗方案。

1. 手术当天：凝血因子Ⅷ 3400U，q12h。

2. 术后第 1～3 天：凝血因子Ⅷ 3000U，q12h。

3. 术后第 4～7 天：凝血因子Ⅷ 2400U，q12h。

4. 术后第 8～10 天：凝血因子Ⅷ 1400U，q12h。

5. 术后第 11～14 天：凝血因子Ⅷ 1000U，qd。

手术过程

患者于全麻下行双膝关节表面置换、右跟腱延长、左踝关节融合术。

术前静脉输注Ⅷ因子3400U。先行左侧膝关节手术。取左膝前正中切口，髌旁内侧入路。术中见股骨外侧髁因骨破坏出现骨缺损。彻底切除病变滑膜。胫骨髓外定位，参照内侧平台最低点，并以外侧平台为标准，胫骨近端截骨厚度为 11mm。股骨髓内定位，采用 6° 外翻角，股骨远端截骨厚度为 11mm。测试伸直间隙平衡。用股骨测量器测定股骨假体型号为 4#。行股骨四合一截骨，于股骨后髁部位清理出大量骨赘。制备髁间窝骨槽，封闭股骨髓腔。胫骨假体型号为 3#，植入假体及垫片试模，测试力线、张力、平衡、活动度及髌骨轨迹均满意，但膝关节不能完全伸直，经后方松解，追加截骨量仍不能伸直，遂决定术后辅以石膏固定矫正。标记胫骨截骨模具位置。在胫骨截骨模具引导下制备胫骨假体骨槽。电凝髌骨去神经化并咬除周缘骨赘、修整关节面。脉冲冲洗后，以骨水泥将相应型号的股骨、胫骨假体及垫片试模置入正确位置。安装同型号高交联聚乙烯垫片。再次测试力线、张力、平衡、活动度及髌骨轨迹均满意。冲洗切口，放置引流管，关闭伤口。

再行右侧手术，手术过程及术中所见关节病变基本同左侧。右侧胫骨近端截骨 11mm，右侧股骨远端截骨 11mm。右侧股骨假体 4#，胫骨假体 3#，右膝垫片 3~4# 11mm 高交联聚乙烯垫片。右膝放置切口引流管一根并保持开放。

不松止血带，行右侧跟腱延长术。取跟腱内侧纵切口，显露跟腱，Z 字形纵向剖开跟腱，远端切断内侧止点。探查见后关节囊挛缩。行关节囊松解。手法将踝关节置于中立位。因跖腱膜挛缩，行切开松解。Z 字成形缝合跟腱，间断缝合切口。适度加压包扎（维持踝关节于中立位）。

最后行左踝关节融合术。取左踝前方切口，显露踝关节。术中所见距骨及胫骨远端关节面破坏。使用骨刀将关节面修整出松质骨面，胫骨前方骨皮质开槽并下移，维持踝关节跖屈 5°~10°。使用钻头自跟骨下方穿透距骨至胫骨髓腔，并使用髓腔锉扩髓后打入胫骨髓内钉，透视深度及位置良好，置入 4 枚锁定螺钉。伤口间断缝合，加压包扎后使用石膏固定。

术中输 RBC 4U，血浆 400ml，术毕检查足背动脉搏动正常。

术后处理

术后按照血液科会诊意见给予凝血因子替代治疗。术后第一天开始指导患者行下肢肌肉等张收缩、直腿抬高练习。同时在输注凝血因子之后开始 CPM 功能锻炼，一日 2 次。考虑到血友病患者感染风险高，同时为 4 个部位手术，延长抗生素使用时间至术后第 3 天。因患者术前合并双膝屈曲畸形，术后双下肢夜间石膏制动。日间进行积极功能锻炼，功能锻炼以双膝 CPM 功能锻炼为主。双踝关节给予石膏功能位制动。术后复查 X 线片提示假体位置良好，下肢力线良好（图 2-4D ~ F）。2 周伤口拆线后给予支具制动。术后 2 周双膝 ROM 为 0° ~ 100°。

三、病例分析

由于血友病患者常合并多个关节病变，在病人身体条件及经济情况允许时，主张多关节多部位一期手术，这样不仅可减少凝血因子应用，还可以降低因多次手术，多次大量输注凝血因子，产生凝血因子抑制物的风险。若同时双髋、双膝均有手术治疗指征。仅能分期行两关节手术时，最好选择肢体的两侧，否则因一侧肢体无力，影响功能锻炼，影响恢复。本例患者同时合并双膝和双踝血友病性关节炎以及右侧跟腱挛缩。双膝病变严重，一期行双膝关节置换术。因患者右踝血友病性关节炎破坏程度为 2 级，关节间隙无明显狭窄，考虑行单纯跟腱延长。左踝关节有明显的间隙狭窄，病变已达 4 期，考虑行踝关节融合。

膝关节置换的处理原则可参见本章前 3 节。本例患者术前合并屈曲畸形，股骨侧及胫骨侧均增加了 2mm 的截骨。血友病患者由于年少发病，股骨髁通常横径与前后径不匹配，横径明显大于前后径，股骨侧假体选择时应参考前后径，同时结合胫骨截骨后屈曲间隙的张力适当调整假体的型号。具体可按照关节置换九宫格的原则进行调整。本例患者同样存在股骨前后径与横径不匹配，术中以前后径确定假体型号，股骨假体放置应遵循宁外勿内的原则。该患者术前合并屈曲挛缩畸形，术中通过充分的后方关节囊松解，可达到完全伸直，配合术后夜间伸直位石膏矫形，最后达到完全伸直。该患者一期同时进行了 4 部位的手术操作。术后密切监测血常规，通过促红素及铁剂促进体内红细胞动员，当血红蛋白明显降低时给予输血治疗。同时术后适当延长预防抗生素使用时间至术后 72 小时。

四、诊治要点

1．血友病多部位一期手术，可减少凝血因子应用，还可以降低产生凝血因子抑制物的风险。

2．多部位手术，应警惕感染及伤口并发症。

3．同期行髋及膝手术时最好选择肢体的两侧，否则因一侧肢体无力影响功能锻炼，影响恢复。

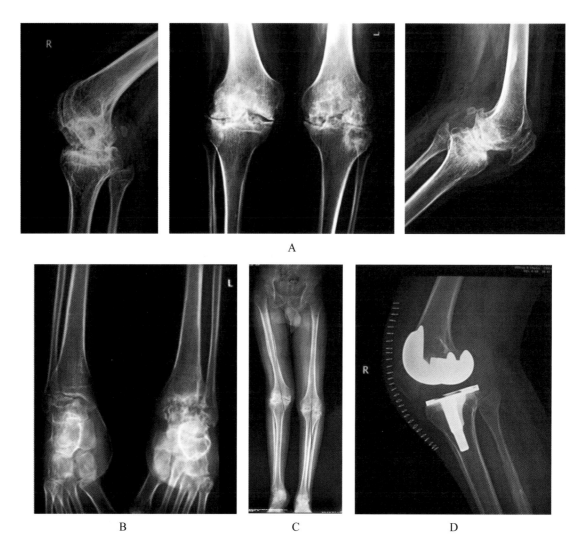

A

B   C   D

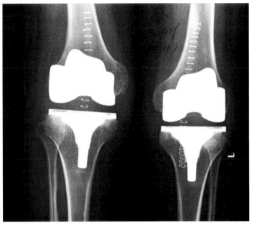
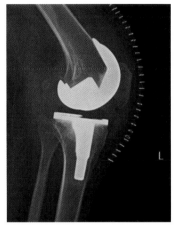

E　　　　　　　　　　　　　　　　F

图 2-4　男性，40 岁，诊断"血友病性关节炎（双膝、双踝受累），双侧跟腱挛缩、甲型血友病"，一期行双膝 TKA、右侧跟腱延长、左侧踝关节融合术。A，术前双膝正侧位 X 线提示右膝关节间隙完全狭窄，软骨下骨囊性变，关节周缘骨赘形成。B，双踝正位 X 线片提示左踝关节间隙狭窄，关节面破坏；右踝关节周围肿胀，关节间隙无明显狭窄。C，双下肢负重像见双膝、双踝关节破坏，右膝外翻外旋畸形，右踝跖屈畸形。D～F，术后双膝正侧位 X 线片见假体位置良好

（冯　宾）

参考文献

[1] Rodriguez-Merchan EC. Aspects of current management: orthopaedic surgery in haemophilia [J]. Haemophilia, 2012, 18(1):8-16.

[2] Rodriguez-Merchan EC. The haemophilic ankle [J]. Haemophilia, 2006, 12(4):337-344.

[3] Panotopoulos J, Hanslik-Schnabel B, Wanivenhaus A, et al. Outcome of surgical concepts in haemophilic arthropathy of the hindfoot [J]. Haemophilia, 2005, 11(5):468-471.

第五节　人工膝关节置换术治疗血友病性关节炎合并髌骨脱位

一、病例摘要

患者男性，41 岁，因诊断"甲型血友病 35 年余，右膝关节外翻畸形伴活动受限 20 年"入院。术前诊断右膝血友病性关节炎，右膝外翻畸形，右侧髌骨脱位。经积极的术前凝血因子替代治疗，全麻下行右膝关节置换术，假体使用髁限制型假体，术中同时行改良的股四头肌 V-Y 成形，改善患者髌骨轨迹。患者术后畸形改善明显。

二、病例简介

患者男性，41 岁，因诊断"甲型血友病 35 年余，右膝关节外翻畸形伴活动受限 20 年"入院。患者 35 年前无明显诱因出现口腔出血，可自行停止，于北京儿童医院就诊，确诊为甲型血友病。外伤后反复出现膝、髋、肘、肩关节出血，制动 3~4 天后出血可停止，未行任何特殊治疗。16 岁、23 岁时分别出现两次肉眼血尿，输全血 200ml 后可自行停止。20 年前不慎摔伤后右膝出血并遗留外翻畸形。24 岁时出血后开始输注冷沉淀，效果尚可。28 岁后出现自发性出血之后开始输注入凝血因子Ⅷ（康斯平），每次约 400U，每月 2~3 次。2 年前开始用绿十字，每次 400U。患者因右膝外翻畸形来我院就诊，门诊诊断为"血友病性关节炎"。**入院查体**：体重 85kg。跛行入病房，双膝无明显屈曲畸形，右膝外翻畸形约 20°（图 2-5A）。右膝关节活动时可触及摩擦感，右膝关节过伸试验（+）、过屈试验（+），侧方应力试验（+），髌骨研磨试验（+），右膝关节 ROM 伸-屈 0°~110°。左膝关节内翻畸形（图 2-5B），左膝关节过伸试验（+）、过屈试验（+），侧方应力试验（+），左膝关节 ROM 伸-屈 0°~105°。双髋关节活动度良好，无明显畸形。**辅助检查**：双膝正侧位 X 线片提示双膝关节间隙狭窄、关节面破坏，关节周围骨质密度不均，关节周缘骨赘形成。右膝关节外翻、左膝关节内翻畸形。髌骨轴位像提示右侧髌骨完全脱位（图 2-5C~E）。

术前准备及临床决策

　　该患者右膝外翻畸形大于 30°，术前考虑使用髁限制型假体。同时合并严重的髌骨脱位，单纯通过外侧松解、内侧紧张的方法达不到完全矫正髌骨脱位，需要通过伸膝装置重排或胫骨结节移位的方法进行矫正。术前进行凝血因子预试验制订凝血因子替代治疗方案。

　　入院查 FⅧ 0.9%，抑制物 0BU/ml，FⅨ 103.4%。

　　Anti-HCV（-），HbsAg（-），HIV 抗体（-）。

　　术前请血液科会诊，制订凝血因子替代治疗预试验方案，行凝血因子替代治疗预试验，凝血因子用量 2700U。

时间	0h	1h	3h	6h	8h	12h	24h
FⅧ（%）	0.9	88.3	80.8	67.9	60	51.8	36.7
抑制物	0.0						0.0
APTT 血浆纠正试验	可纠正						可纠正

根据凝血因子预试验结果，制订围术期凝血因子替代治疗方案。

1. 手术当天：凝血因子Ⅷ 2700U，q12h。

2. 术后第 1～3 天：凝血因子Ⅷ 2400U，q12h。

3. 术后第 4～7 天：凝血因子Ⅷ 1800U，q12h。

4. 术后第 8～10 天：凝血因子Ⅷ 1200U，q12h。

5. 术后第 11～14 天：凝血因子Ⅷ 900U，q12h。

手术过程

患者于全麻下行右膝关节表面置换，假体使用髁限制型假体 LCCK（zimmer）。术前静脉输注Ⅷ因子 3400U。取右膝前正中切口、髌旁内侧入路。术中见关节液少量陈旧积血，关节滑膜表面广泛含铁血黄素沉积，外侧支持带紧张、内侧关节囊松弛、内侧副韧带结构不可辨；股骨外髁发育不全；胫骨平台外侧软骨缺损，胫骨平台前倾。彻底清理病变滑膜，先进行胫骨侧操作，胫骨髓外定位，参照胫骨内侧平台高点，同时镰刀测量外侧截骨范围，完成胫骨近端截骨。测定截骨高度为 10mm。股骨髓内定位，保留 5° 外翻角，行股骨远端截骨12mm。测量屈伸间隙发现外侧间隙明显紧张、内侧间隙明显松弛，松解髂胫束及外侧支持带后，外侧间隙可得到满意张开，内侧间隙仍松弛，遂决定采用带延长柄的髁限制型 LCCK 假体。用股骨测量器测定股骨假体型号为 E#。在截骨器引导下依次扩髓至 13mm、行前后髁和斜面截骨并制备髁间骨槽。测量胫骨平台假体型号为 5#。确定胫骨延长柄偏距，使胫骨平台有充分的覆盖，胫骨扩髓至 12mm 并制备胫骨平台骨槽。安装假体试模、垫片（12mm）试模，测试患肢力线、张力、平衡、活动度满意。屈伸活动检查髌骨脱位。将髌骨周缘去神经化，咬除髌骨周缘骨赘并修整关节面。沿髌骨外侧向近端松解股外侧肌及股中间肌，屈膝 60° 行改良 V-Y 成形，将内侧近端与外侧松解部位缝合，切除部分松弛的内侧关节囊并紧缩缝合至髌骨内缘。检查髌骨完全复位，NO-THUMB 测试见髌骨轨迹满意。以抗生素骨水泥将相应型号的股骨和胫骨假体及垫片试模置入正确位置，置入 12mm 限制型垫片后再次测试张力、平衡及活动度均满意。放置引流管，逐层缝合切口。

术后处理

术后按照血液科会诊意见给予凝血因子替代治疗。术后第 1 天开始指导患者行下肢肌肉等张收缩。术后第 3 天开始一日 2 次的 CPM 功能锻炼，CPM 锻炼时间在输注凝血因子之后，CPM 功能锻炼角度逐渐增加。由于患者进行了改良的股四头肌的 V-Y 成形，股四头肌长度并未增加，早期可以进行屈伸练习，功能锻炼应循序渐进，通常术后 3 天开始 CPM 功能锻炼，逐渐增加，争取在 2 周达到 90°。术后复查 X 线提示假体位置良好，下肢力线良好，髌骨脱位完全纠正（图 2-5F～H）。2 周伤口拆线后给予支具制动。术后 2 周双膝 ROM 为 0°～100°。

三、病例分析

1. 合并髌骨脱位、膝外翻血友病患者的膝关节置换

本例患者术前合并右膝外翻畸形及髌骨脱位，手术中二者互为影响。合并髌骨脱位的血友病关节置换治疗，常规仍然采用髌旁内侧入路，结合膝关节外侧软组织的松解，通常髌骨位置有所恢复。膝外翻松解的方法可参考本章第一节。通常情况下，膝关节外侧软组织松解的方法有 Ranawat 提出的 inside-out 逐步松解法，也可采用 outside-in 的方法。无论采用哪种方法，松解的目标包括所有紧张的结构，同时应至少保留一种外侧稳定结构。具体松解时可采用

Pie-crusting 方法，或者行挛缩结构的切断、Z 字成形。随着外侧松解及膝外翻的矫正，髌骨轨迹会有一定的改善。

对于严重髌骨轨迹不良、髌骨脱位的患者，还需要行外侧支持带充分松解，相关技术包括伸膝装置重排、改良的股四头肌 V-Y 成形、胫骨结节截骨。对于血友病的患者，由于存在凝血功能障碍，我们建议选择软组织手术来矫正髌骨脱位。由于外侧松解范围较大，术后应警惕伤口并发症。本例患者在矫正膝外翻后右膝仍有髌骨脱位，行外侧支持带充分松解的基础上，通过改良的 V-Y 成形技术，术后髌骨轨迹完全恢复到了正常。

2. 本例患者膝外翻畸形合并髌骨脱位，膝外翻的矫正按照本章第一节的原则进行，采用髁限制型假体完成手术。本例患者髌骨脱位的纠正，首先需精确确定股骨假体的外旋，患者股骨外侧髁发育异常，术中通过髁上轴来确定外旋。术中安放假体试模后，检查髌骨完全脱位，通过单纯的外侧松解仍不能获得满意的纠正。通过股四头肌重排的方法，行股四头肌倒"V"字形切开，外侧切口向远端延长至髌骨外侧支持带。将股四头肌近端缝合并与髌骨外侧支持带缝合。内侧切除部分松弛的内侧关节囊，并紧缩缝合髌骨内侧支持带。通过以上处理，改善了髌骨轨迹。本例患者由于进行了广泛的松解，术后给予持续的伤口加压包扎，可以减少术后关节肿胀及伤口并发症。

四、诊治要点

1. 血友病合并外翻畸形，对于外翻 <10° 的患者，通过少量的软组织松解及初次表面置换假体即可完成。对于外翻 <20° 患者，常合并一定程度的内侧松弛、外侧挛缩，通过软组织松解后，可采用普通初次置换假体完成手术，必要时需用髁限制型假体。对于外翻 >30° 患者，通常需用髁限制型假体。

2．膝外翻外侧松解可采用 inside-out 或 outside-in 的次序进行。具体方法包括切开、Pie-crusting 技术。无论采用何种方法松解，需要保留一种以上的外侧稳定结构。

3．膝外翻畸形患者 TKA 术后并发症较高，常见并发症有术后不稳、残留外翻畸形、关节僵直、伤口并发症、腓总神经损伤、髌骨轨迹异常等。

4．髌骨轨迹异常的矫正方法包括伸膝装置重排、改良的股四头肌 V-Y 成形、胫骨结节截骨。

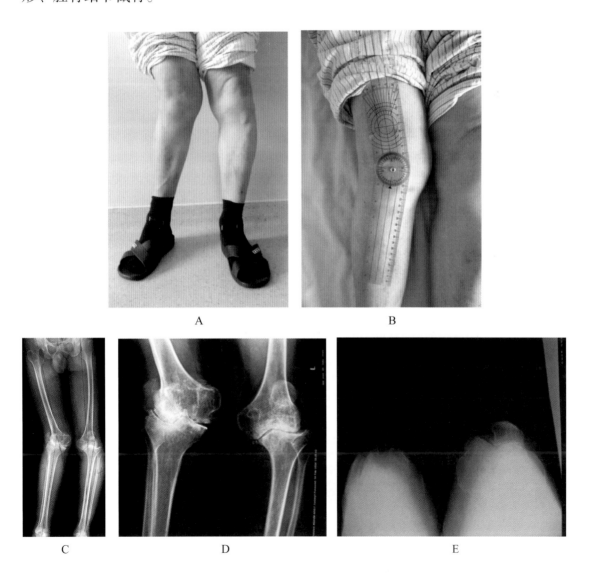

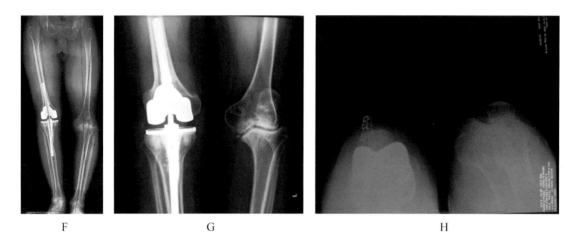

F   G   H

■图 2-5 男性，41 岁，诊断"双膝血友病性关节炎，右膝外翻，右侧髌骨脱位，甲型血友病"。术前 X 线片提示右膝关节间隙完全狭窄，右髌骨脱位，患者于全麻下行右膝关节置换术，假体使用髁限制型假体，同时通过改良的股四头肌 V-Y 成形技术恢复髌骨轨迹。A～B，术前站立位和平卧位大体像提示右膝外翻，为 25° 外翻畸形；C～E，术前双下肢负重像、双膝正位和髌骨轴位 X 线片见双膝关节面破坏、关节间隙明显狭窄，右膝外翻，左膝内翻，右侧髌骨完全脱位，左侧髌骨半脱位；F～H，双下肢负重像、双膝正位和髌骨轴位 X 线片见右下肢力线满意，右侧髌骨脱位完全矫正

（冯　宾）

参考文献

[1] Nikolopoulos, D Michos I, Safos G, et al. Current surgical strategies for total arthroplasty in valgus knee [J]. World J Orthop, 2015, 6(6):469‒482.

[2] Boettner F, Renner L, Arana Narbarte D, et al. Total knee arthroplasty for valgus osteoarthritis: the results of a standardized soft-tissue release technique [J]. Knee Surg Sports Traumatol Arthrosc, 2016, 24(80):2525‒2531.

第三章

人工髋关节置换术治疗髋关节血友病性关节炎

第一节 单侧髋关节置换术

一、病例摘要

患者男性，31 岁，因诊断"甲型血友病 30 年，右髋疼痛伴活动受限 21 年"入院，诊断"血友病性关节炎、甲型血友病"。患者多关节疼痛和功能受限，以右髋为主，X 线片可见右侧股骨头变形、髋关节间隙变窄，具有手术指征，拟行右侧人工全髋关节置换术。本例患者骨结构发育相对正常，手术操作同非血友病患者，但围术期处理，尤其是凝血因子替代方案的制订、功能锻炼和假体的选择非常重要。

二、病例简介

患者男性，31 岁，因诊断"甲型血友病 30 年，右髋疼痛伴活动受限 21 年"入院。患者 30 年前无诱因出现皮肤青紫，在当地医院诊断为"甲型血友病"，未给予治疗，平时注意避免外伤。此后常无诱因出现皮肤青紫，自行缓解，未行治疗。21 年前患者无明显诱因出现右髋、双踝及双肘关节肿痛，进行性加重，并逐渐出现活动受限，休息后好转。14 年前患者不慎摔伤致右髋疼痛加重，伴右膝疼痛，在当地医院就诊排除骨折，休息半年后好转。近 2 年来，患者双髋、膝、踝、肘等关节肿痛症状加重，以右髋症状为著，并逐渐出现僵硬完全强直，久行受限，上下楼梯需要辅助，下蹲困难，休息后减轻，频繁发作，无发热、盗汗，无晨僵，无四肢麻木，无手足小关节疼痛。1年前在外院诊断为"血友病性关节炎"，建议行全髋关节置换术，因缺少凝血因子Ⅷ，未行治疗，患者为行"右髋关节置换术"收入院。**入院查体**：右下肢肌容积明显减少。左髋关节腹股沟区压痛（－），轴向叩击痛（－）；右侧4字试验（＋）；右髋关节腹股沟区压痛（＋），轴向叩击痛（＋）。左髋关节屈曲100°、外旋30°、内旋40°、外展30°、内收30°，右髋关节屈曲80°、外旋0°、内旋30°、外展30°、内收20°。左肘关节伸屈活动度20°～120°，右肘关节伸屈活动度20°～135°。左膝关节活动度0°～120°，右膝关节活动度0°～90°。双侧踝关节伸屈活动度60°～75°。**辅助检查**：右髋关节正侧位X线片：右侧髋关节间隙变窄，股骨头关节面破坏呈锯齿状、塌陷并变形，股骨头内密度不均匀（图3-1A～B）。

术前准备

患者入院后完善术前常规检查。

凝血因子Ⅷ活动度：6%，凝血因子Ⅷ抑制物（－）。Anti-HCV(－),HbsAg(－),HIV抗体（－）。

术前血液科会诊意见：

1. 手术当天、术后第1天用凝血因子Ⅷ 40U/kg，q8h。

2. 术后第2～3天用凝血因子Ⅷ 30U/kg，q12h。

3. 术后第4～7天用凝血因子Ⅷ 20U/kg，q12h，根据手术情况再酌情调整。

术前通过模板和X线片测量假体大小，并备足凝血因子。

手术前一天患者诉鼻塞、咽干，体温最高达37.8℃。考虑患者上呼吸道感染较重，术后伤口感染的风险高，故手术暂停。给予清热解毒治疗，待上呼吸道感染控制、体温正常后再行手术。

手术过程

患者术前 30 分钟静脉输入凝血因子。手术取右髋后外侧切口，术中见髋臼内软组织及关节囊周围为含铁血黄素所附着，组织质地较韧，股骨头变扁、表面硬化。手术顺利，手术过程同常规手术，总出血量约 200ml，未输血。

术后处理

术后按照血液科会诊意见给予凝血因子替代治疗。术后第 1 天复查血常规，血红蛋白为 80g/L，静脉输入蔗糖铁并皮下注射促红细胞生成素从而促进红细胞生成。术后第 3 天复查血常规，血红蛋白为 68g/L，遂输入红细胞 2U。

术后静脉使用抗生素预防感染，考虑到患者术前存在上呼吸道感染以及血友病患者感染风险高，遂延长抗生素使用时间至术后第 3 天。

术后第 1 天开始，指导患者行下肢肌肉等张收缩、直腿抬高练习和髋关节屈伸功能锻炼。术后第 2 天拔出引流管后开始扶双拐下地活动。术后第 9 天，患者右髋伤口疼痛不明显，饮食、睡眠可。右髋伤口未见渗出，右髋关节主动屈曲 90°，直腿抬高活动良好。复查血红蛋白为 87g/L，术后复查 X 线片提示右髋关节假体位置良好（图 3-1C ~ D），遂出院。术后 13 年随访，患者右髋关节屈伸活动度为 0° ~ 100°，X 线片显示假体位置无变化，无松动、下沉等（图 3-1E ~ F）。

三、病例分析

该患者 1 岁时因反复出现皮肤青紫，在当地医院诊断为"甲型血友病"，近

21年来反复出现多关节疼痛，包括右髋、双膝、双踝和右肘，以右髋为重，患者入院查凝血因子Ⅷ活动度为 6%，诊断"血友病性关节炎、甲型血友病"明确。甲型血友病为遗传性第Ⅷ因子缺乏而引起的出血性疾病。为 X 性染色体隐性遗传，仅男性发病，女性为携带者，有明显的骨与关节出血倾向。血友病的出血常累及活动较多和承受重力的膝、肘、踝和髋关节。关节内反复出血会导致关节病变，表现为慢性滑膜炎、软骨退变和关节表面侵蚀。滑膜增殖引起软骨边缘和软骨下骨侵蚀。软骨退变与破坏可导致关节间隙变窄。关节运动受限可引起失用性骨质疏松。晚期出现软骨下硬化和囊变及关节周围软组织萎缩。血友病导致严重疼痛、关节功能受限时可考虑手术。年龄是手术时的一个参考因素，但其重要性不如骨关节炎等非血友病患者，而且由于血友病是遗传性疾病，患者往往年龄较小，因此手术时都较年轻。本例患者 1 岁时即诊断"甲型血友病"，但没有像国外那样采取凝血因子预防性治疗，因此常反复发作皮下及关节出血，患者 10 岁时即出现多关节疼痛，并逐渐出现关节功能受限和疼痛，其 X 线片可见右髋关节间隙狭窄、股骨头变形，因而具有手术指征。

相对于非血友病患者，血友病患者术前准备除常规检查外，还需要行凝血因子药物代谢动力学试验（预试验），以明确药物代谢情况，并制订围术期凝血因子替代方案。凝血因子Ⅷ半衰期为 8～12 小时，其补充需连续静滴或每日 2 次或 3 次。临床上简便的 FⅧ输注剂量的计算方法源于以下假设，即输注 1U/kg 体重的 FⅧ能够使血浆 FⅧ活性升高 0.02U/ml（2%）。具体计算公式为所需输注 FⅧ浓缩物的量（U）=0.5×（FⅧ目标水平 − 患者实测血浆 FⅧ水平）%×kg 体重。凝血因子目标浓度主要取决于出血的程度或手术的大小。一般来说，若为控制轻至中度出血、防止反复出血、支持组织愈合，一般需要将凝血因子血浆水平提高到正常血浆水平的 30%～50%。若为治疗或防止危及生命或肢体的出血或者大手术，则需将因子血浆水平提高到正常的 50%～100%，并且至少维持 7～10 天。当然，血浆凝血因子目标水平和疗程的确定也无可避免地受经济水平的影响。根据我们的经验，人工全髋关节置换术要求术中及术后早期凝血因子水平较高，术中凝血因子水平要求达到 100%，术后 1～3 天目标水平为 60%～80%，术后 4～6 天目标水平为 40%～50%，术后 7～14 天达到 30% 左右是较为安全的。术后维持时间应根据患者伤口愈合情况，中小手术一般维持到术后 1～2 周，大手术则需延至术后 2～3 周。对于该患者，手术当天及术后第 1 天目标浓度为 80%，但给药频率为每天 3 次，因此术后前两天血红蛋白稳定，但术后第 2 天目标浓度设为 60%，并将给药频率改为每天 2 次后，患者血红蛋白下降明显，考虑凝血因子替代浓度下降过快，因此需要补充输入红细胞并调整凝血因子替代方案。

血友病患者术后感染风险较非血友病患者高，因此术前应将可能的危险因素排除，本例患者术前出现上呼吸道感染以及发热，因而推迟手术时间，这对于血友病患者来讲非常重要。

血友病骨关节病患者自幼发病，有时会合并骨结构发育异常，因此术前需通过模板测量选择合适型号的假体，否则术中一旦出现意外情况就很被动。此外，血友病患者常存在骨质疏松，扩髓时要多加小心，避免骨折的发生。由于血友病患者年龄较轻，因此多采用生物型假体以降低远期假体松动的概率。本例患者采用生物性假体，髋臼侧采用更有利于骨生长的钽金属臼杯。

术后的康复治疗是恢复和改善功能的关键，血友病患者由于疼痛和功能障碍，活动量小，常存在失用性肌萎缩，因此功能锻炼尤为重要。限于国内康复医学发展的现状，目前骨科术后患者的功能锻炼主要依靠骨科医师指导，主要的锻炼方法比较有限。**我们强调，手术当天即开始练习下肢等张收缩，术后第 1 天开始下肢直腿抬高和髋关节屈伸功能锻炼，术后第 2 天或者拔出引流管后，**

开始扶拐下地行步态练习和髋关节屈伸、外展功能锻炼。功能锻炼尽量在补充凝血因子后进行，以降低出血概率。

四、诊治要点

血友病患者关节内反复出血可导致慢性滑膜炎、软骨退变和关节表面侵蚀，导致关节疼痛和功能障碍，最终需要手术治疗。髋关节血友病性关节炎常采用人工关节置换术。

良好的凝血因子替代治疗是开展此类手术的前提和成功的重要因素。简单推算，所需输注 FⅧ浓缩物的量（U）=0.5×（FⅧ目标水平－患者实测血浆 FⅧ水平）%×kg 体重。但关于 FⅧ目标水平国内外存在一定差异。世界血友病联盟根据凝血因子是否充足提出了两种方案。国内患者由于经济困难、凝血因子来源受限，因此所用凝血因子剂量较低。但同时需要指出的是，由于国内患者关节病变相对较重，因而手术创伤、手术时间较长，因此手术当天以及术后早期凝血因子浓度应适当提高，以降低出血事件发生率。一般来说，术中凝血因子水平要求达到 100%，术后 1～3 天目标水平为 60%～80%，术后 4～6 天目标水平为 40%～50%，术后 7～14 天达到 30% 左右是较为安全的。

血友病患者自幼发病，常合并骨结构发育异常，因此关节置换术前必须通过模板测量选择合适型号的假体，否则术中可能出现无假体可用的情况或者术中暴力打入假体导致骨折。血友病全髋置换术基本操作与普通患者无明显差异，但血友病患者关节周围软组织增生更严重，而且常合并骨结构发育异常、骨质疏松等，因此手术难度相对较大。手术时尽量选择生物型假体、髋臼侧选用钽金属臼杯有利于假体周围骨长入，减少术后假体松动的发生。

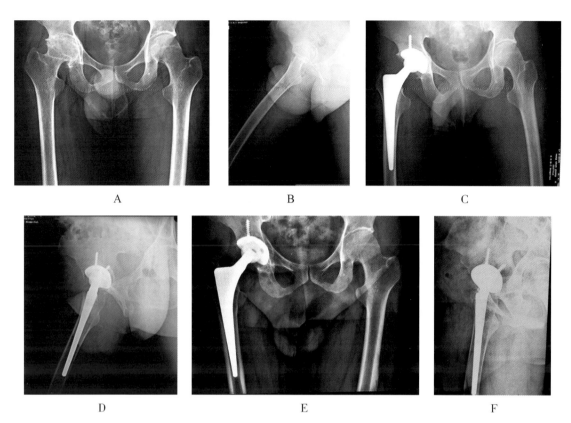

██ 图3-1 男性，31岁，诊断"甲型血友病"30年，右髋疼痛伴活动受限21年，诊断"右髋血友病性关节炎"，拟行右侧THA。A~B，术前右髋正侧位X线片可见右侧股骨头硬化囊变并变形、髋关节间隙狭窄；C~D，术后右髋正侧位X线片显示假体位置良好；E~F，术后13年随访，右髋正侧位X线片显示假体无下沉、透亮线等

（翟吉良 钱文伟）

参考文献

[1] Rodriguez-Merchan EC. Aspects of current management: orthopaedic surgery in haemophilia [J]. Haemophilia, 2012, 18(1):8-16.

[2] DiMichele DM, Seremetis S. Hemophilia-Factor Ⅷ Deficiency[J]. Thrombosis and Hemorrhage, 2002, 3th, 560-575.

第二节　髋关节强直的全髋关节置换术

一、病例摘要

男性患者，19岁，因诊断"甲型血友病18年，双髋疼痛伴强直8年"入院。患者自幼时确诊为"甲型血友病"，此后反复出现髋、膝、肘等大关节肿痛，并逐渐出现双髋、右膝强直，不能站立和行走。X线片提示双髋和双膝关节间隙狭窄。患者行一期双侧人工全髋关节置换术，但围术期凝血因子替代剂量偏低，因此术中出血量和输血量较大。患者髋关节强直，术后发生左足麻木，考虑与坐骨神经牵拉有关。因此，对于髋关节强直的患者，术前应向患者强调坐骨神经受损的风险。

二、病例简介

患者男性，19岁，因诊断"甲型血友病18年，双髋疼痛伴强直8年"入院。患者出生7个月时因头部外伤后出血不止，就诊于当地医院，诊断为"甲型血友病"，给予输血治疗后出血停止，其后未做特殊治疗，嘱患者注意避免外伤。8年前患者反复出现双肘、髋及膝关节肿痛，并逐渐出现关节活动受限。近5年来，患者双髋、膝和肘关节肿痛进行性加重，以髋关节为主，并逐渐出现双髋僵硬，无法站立及行走，以"血友病性关节炎"收入我科。**入院查体**：双下肢肌容积明显减少，双髋及右膝强直于伸直位，左膝活动度 0°~60°，双肘屈曲 90° 强直。神经查体（-）。**辅助检查**：双髋正侧位 X 线片：各组成骨骨质疏松，关节间隙变窄，关节面破坏呈锯齿状，股骨头失去圆滑外观（图 3-2A~C）。

术前准备

患者入院后完善术前常规检查。

凝血因子Ⅷ活动度 1%，凝血因子Ⅷ抑制物（-）。

Anti-HCV（+），HBsAg（-），HIV 抗体（-）。

术前请血液科会诊，制订凝血因子预试验方案：患者体重 55kg，术前Ⅷ浓度 1%，凝血因子抑制物（-），给予凝血因子 2400U（45U/kg）静脉输入，在输入前及输入后半小时、1 小时、3 小时、6 小时、12 小时和 24 小时检测Ⅷ浓度和活化部分凝血活酶时间（APTT），并在输入后 24 小时检测凝血因子抑制物浓度。

患者预试验结果如下：

时间点（h）	0	0.5	1	3	6	12	24
APTT（s）	30.8	29.5	30.0	30.7	33.5	35.9	39.5
FⅧ（%）	123	119	116	89	44	23	14
FⅧ：I	0	—	—	—	—	—	0

血液科会诊确定围术期凝血因子替代方案：

1. 手术当天：绿十字 2200U（40U/kg），q12h。

2. 术后第 1~3 天：绿十字 1600U（30U/kg），q12h。

3. 术后第 4~7 天：绿十字 1200U（22U/kg），q12h。

4. 术后第 7 天以后随诊确定。

5. 以上剂量根据术中出血量、术后引流量、血红蛋白及 APTT 结果调整。监测 APTT、FⅧ和FⅧ∶I 浓度。

手术过程

患者在全麻下行"双侧全髋关节置换术"，术前 30 分钟静脉输入凝血因子 2200U。先行右侧全髋关节置换术。手术取右髋后外侧切口，术中见关节囊增生肥厚、关节间隙明显狭窄、股骨头变形。清理关节囊和增生的盂唇，行关节周围软组织松解，清除卵圆窝内软组织，操作步骤同非血友病患者。同法行左侧人工全髋关节置换术。手术顺利，总出血量约 2000ml，回输自体血 975ml、RBC 2U。术后返回病房后输 RBC 4U、血浆 800ml，并再次输入凝血 FⅧ因子（绿十字）2200U。

术后处理

术后第 1 天，患者一般情况可，主诉左足麻木，下肢活动正常，双髋引流分别为 100ml、400ml，伤口无红肿渗出。

复查血常规：WBC 15.3×10^9/L，Hb 83g/L，PLT 101×10^9/L。

术后第 1 天给予凝血因子 1600U，q12h，并输入 RBC 2U，指导患者行髋关节屈伸功能锻炼和下肢直腿抬高练习。

术后第 2 天，患者左足麻木有所减轻。复查血常规：WBC 7.59×10^9/L，Hb 65g/L，PLT 59×10^9/L。APTT 47.1s。继续输入 RBC 2U、血浆 400ml。

术后第 3 天，给予凝血因子 1600U，q12h。复查血常规：WBC 4.88×10^9/L，Hb 63g/L，PLT 51×10^9/L。APTT 41.9s。继续输入 RBC 2U、血浆 400ml。

术后第 4 天和第 5 天，给予凝血因子 1200U，q12h。复查 X 线片见双髋假体位置良好（图 3-2D～F），患者扶拐下地活动。

术后第 6 天，一般情况稳定，凝血因子改为 600U，q12h。

术后第 8 天，一般情况稳定，凝血因子改为 400U，q12h。

术后第 10 天，复查血常规：WBC 6.91×10^9/L，Hb 112g/L，PLT 262×10^9/L，APTT 51.6s。给予凝血因子 400U，qd。

术后第 13 天，一般情况良好，髋关节被动活动度：屈曲 80°，外展 30°，内外旋 15°。当天输完 400U 凝血因子后停用凝血因子。

术后第 15 天，患者诉右髋疼痛，双髋切口皮下淤血，轻度肿胀，遂临时输入凝血因子 400U。

术后第 18 天，患者一般情况良好，左足麻木明显减轻，髋关节被动活动度：屈曲 80°，外展 30°，内外旋 15°。建议出院后定期输入凝血因子 200U，qd。

术后 2 年随访，患者可下地行走，轻度跛行，复查 X 线片见假体位置无变化、假体周围无透亮线等（图 3-2G～I）。

三、病例分析

患者出生 7 个月时因头部外伤后出血不止在当地医院诊断为"甲型血友病"，此后未做特殊处理，并反复发生双肘、髋和膝关节疼痛，并逐渐出现关节活动受限，以髋关节为重，并逐渐出现双髋僵硬，无法站立及行走。双髋及右膝强直于伸直位，左膝活动度 0°～60°，双髋 X 线片提示股骨头变形、关节面破坏呈锯齿状，关节间隙变窄；双膝正侧位 X 线片：双侧股骨髁间窝增宽，关节间隙变窄，关节面不规整，右髌骨后缘骨侵蚀，入院诊断"血友病性关节炎、甲型血友病"明确。患者双髋、右膝强直，不能站立及行走，严重影响生活质量，手术指征明确。考虑到患者双髋症状更重且强直于伸直位，因此，拟先行双侧人工全髋关节置换术，从而增加患者活动能力。对于血友病患者，一般建议一次手术行多个关节置换，这样可以节省凝血因子的费用，而这部分费用可达 10 万元左右，对国内患者来说，这是一笔很昂贵的费用。

本例患者术前按照目标峰浓度 90% 进行预试验，给药后 12 小时后，血浆凝血 FⅧ 因子浓度为 23%，此时一般不会发生出血，因此，本例患者替代方案为每天 2 次。患者术中预期峰浓度为 80%，但本例患者为一期双髋置换，手术时间长，因此出血量多达 2000ml。虽然术中采取了自体血回输，但回输血仅仅为红细胞，仍然存在大量血浆丢失，因此术后存在隐性失血、血红蛋白较低。此外，患者术后凝血因子减量过快，因此需反复输入红细胞和血浆进行补充。因此，对于一期多关节置换患者，术中凝血因子浓度应适当提高，建议预期峰浓度为 100% 较安全，同时如果术中出血量较多或手术时间较长，应追加凝血因子进行替代治疗，单纯自体血回输或输入红细胞无法纠正凝血功能紊乱。

血友病患者自幼发病，由于关节反复出血，常常导致关节发育异常，包括髋臼变浅膨大、股骨颈干角和前倾角增大、股骨髓腔变小等，因此术前务必要进行模板测量，从而选择合适的假体。本例患者股骨颈干角增大、髓腔较小，术中假体为 9#。如果术前没有进行测量，术中可能没有合适型号的假体供选择。通过术前测量，可了解股骨形态和结构异常，术中放置股骨假体时可避免暴力打入假体以引起股骨骨折的风险。术中如果发现髋臼骨质缺损，可进行自体股骨头松质骨打压植骨；术中建议采用生物型假体，以增加假体周围骨长入、减少术后假体松动的发生率。

本例患者术前双髋强直、关节周围软组织增生，术中截断股骨颈后关节仍较紧张，术中暴露伤口时对坐骨神经的挤压和牵拉较重，因此容易发生坐骨神经损伤等并发症。患者术后出现左足麻木，与坐骨神经受损有关，后者常为间接损伤，因此通过改变下肢体位、神经营养以及功能锻炼等保守治疗可痊愈，无需手术探查。本例患者出院前，左足麻木已逐渐减轻。

术后应指导和辅助患者进行关节功能锻炼，这是获得良好功能的前提。髋关节术后锻炼主要内容包括下肢直腿抬高加强股四头肌锻炼；髋关节屈伸功能锻炼改善关节活动度。本例患者术后 2 周后双髋屈曲约 80°，外展约 30°，内外旋约 15°，显著提高了患者活动能力。

四、诊治要点

血友病患者常年幼发病，随着年龄增生及出血的发生，患者常出现多关节病变，本例患者双髋和右膝伸直位强直，且左膝功能障碍。对于此类患者，手术的主要目的在于改善功能、矫正畸形。

由于关节出血导致关节周围骨结构发育异常，因此在进行关节置换前必须进行模板测量，术前备好合适型号的假体，否则术中可能无法置入假体或发生骨折等，尤其是股骨髓腔常发育较小，因此尤其需要注意。

关节强直患者关节周围软组织挛缩，术中松解范围较广、术中牵拉也更严重，因此可能会发生坐骨神经牵拉伤，因此，术中务必提高警惕以免发生损伤。而一旦发生损伤，多为间接损伤，无需进行手术探查，采取神经营养及功能锻炼等方法多可治愈。

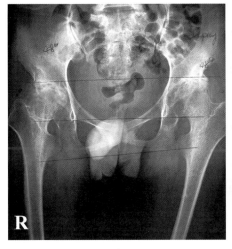
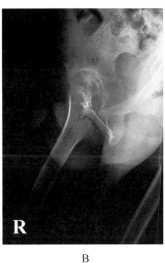
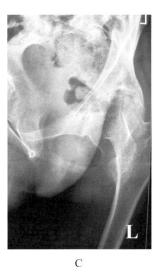

A　　　　　　　　　　　B　　　　　　　　　　　C

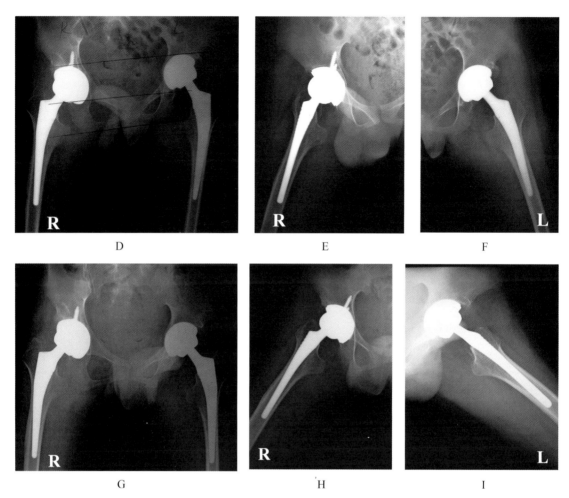

图 3-2　男性，19 岁，诊断"甲型血友病"18 年，双髋疼痛伴强直 8 年，诊断"双髋血友病性关节炎"，行一期双侧 THA。A～C，术前双髋正侧位 X 线片可见双侧髋臼及股骨头侵蚀破坏、股骨头塌陷变形、髋关节间隙狭窄，右髋周围可见软组织钙化；D～F，术后双髋正侧位 X 线片可见生物型假体位置良好；G～I，术后 2 年随访，双髋正侧位 X 线片可见假体位置无变化、假体周围无透亮线等

（翟吉良　金　今）

参考文献

[1] 翟吉良, 翁习生, 林进, 等. 人工全髋关节置换术治疗血友病性关节炎的中期疗效观察 [J].

中国骨与关节外科, 2013, 6(5):1-4.

[2] Rodriguez-Merchan EC. Total joint arthroplasty: the final solution for knee and hip when synovitis could not be controlled[J]. Haemophilia, 2007, 13Suppl 3:49-58.

[3] Beeton K, Rodriguez-Merchan EC, Alltree J. Total joint arthroplasty in haemophilia[J]. Haemophilia, 2000, 6(5):474-481.

[4] Kelley SS, Lachiewicz PF, Gilbert MS, et al. Hip arthroplasty in hemophilic arthropathy[J]. J Bone Joint Surg, 1995, 77A:823-834.

第三节 双侧髋关节及膝关节置换术治疗血友病性关节炎

一、病例摘要

患者男性，48 岁，出生时即诊断为"甲型血友病"，但未做特殊治疗，年幼时即出现皮下及多关节出血，并逐渐出现功能障碍，入院时双髋、双膝伸直位强直，患者分期行双侧全髋 / 膝关节置换术。多关节置换手术时，需结合患者一般情况、病变程度、骨质条件和术后康复等，综合考虑手术顺序、手术部位以及假体选择等。

二、病例简介

患者男性，48 岁，因诊断"甲型血友病 48 年，下肢多关节肿痛 30 年余"

入院。患者出生时即于当地医院诊断为"甲型血友病"，术做特殊治疗。30年前患者无明显诱因出现皮下淤血、左膝关节肿痛、关节内出血，伴活动受限，休息后好转。近20年前右膝出现类似症状，进行性加重，活动受限。10年前及2年前患者分别出现右髋和左髋肿痛以及活动受限，并于1年前出现双踝肿痛，以上关节出血和肿痛时，经休息、间断输入凝血因子后好转。患者为求进一步诊治，就诊于我院，诊断"血友病性关节炎"，建议手术治疗。**入院查体**：左膝外翻伴肿胀，髌骨固定，左膝屈伸10°~0°，侧方应力试验（-）。右膝无肿胀，伸直位强直。左髋屈伸20°~0°，右髋屈伸15°~0°，双髋内外旋及内收外展受限。双踝肿胀、活动受限。**辅助检查**：Ⅷ因子活动度2.6%，Ⅷ因子抑制物（-）。Anti-HCV（+）；HbsAg（-）；HIV抗体（-）。双髋及双膝正侧位X线片：双髋关节股骨头变扁，密度不均，关节间隙狭窄，髋臼缘可见骨质增生，双膝关节间隙变窄，左侧为重（图3-3A~E）。

术前讨论及临床决策

患者入院后完善术前常规检查，拟一期行左侧人工全髋关节置换术和左侧人工膝关节置换术，术前请血液科会诊，指导凝血因子药物动力学试验。患者体重85kg，目标浓度设定为90%，给予凝血因子3600U静脉输入，在输入前及输入后半小时、1小时、3小时、8小时、12小时和24小时检测Ⅷ因子浓度和APTT，并在输入后24小时检测凝血因子抑制物浓度。

患者预试验结果如下：

时间点（h）	0	0.5	1	3	6	12	24
FⅧ（%）	86.4	131.9	163.2	97	72.2	53.6	14.8
APTT（s）	32.2	31，9	25.3	32.2	31.2	36.5	63.2
FⅧ：I	0	—	—	—	—	—	0

血液科会诊确定围术期凝血因子替代方案：

1. 手术当天至术后第 2 天：凝血 FⅧ因子 3300U（40U/kg），q12h。

2. 术后第 3~7 天：凝血 FⅧ因子 2100U（25U/kg），q12h。

3. 每次输注后 6 个小时内可适当功能锻炼。

4. 以上剂量根据术中出血量、术后引流量、血红蛋白及 APTT 结果调整，监测 APTT、FⅧ和 FⅧ∶I 浓度。

手术过程

患者在全麻下行"左侧人工全髋、全膝关节置换术"，术前半小时给予应用凝血因子Ⅷ。患者取左髋后外侧切口，逐层切开皮肤、皮下，见皮肤、皮下以及筋膜层粘连为一体，肌纤维色淡红、刺激无收缩，广泛分离粘连。沿阔筋膜张肌后缘、臀大肌前缘切开。保护臀中肌向后上牵开，显露梨状肌及外旋肌群，屈曲内旋髋关节，于转子间窝切断梨状肌及外旋肌群止点，予缝线标记。切开关节囊及周围增生组织，暴露前方关节囊，予松解切除。屈曲、内收、内旋髋关节后将股骨头脱出。见股骨头塌陷变形。于小转子上方约 15mm 处截断股骨头后取出，充分显露髋臼，见髋臼内下方软组织、臼缘骨质增生。清理髋臼内软组织及臼缘增生骨组织。依次锉磨髋臼至 50mm 后，见髋臼骨面渗血均匀、骨质疏松，打入外径 50mm 生物型髋臼假体，并予以 2 枚螺钉固定。安装内径 28mm 内衬，检查固定牢固。于股骨颈截骨面偏后外侧以盒式骨刀开髓，依次扩髓至 8#。安装髓腔栓，加压冲洗髓腔、拭干，调和骨水泥，以骨水泥枪注入髓腔，将装有中置器的同型号假体置入正确位置待凝固。安装 + 0mm、外径 28mm 股骨头假体，手法牵引复位后测试髋关节张力、活动度、稳定性及下肢长度满意。变换体位为平卧位。取左膝前正中切口，切开皮肤、皮下组织及深筋膜，见多层软组织粘连为一层、肌纤维色淡红、刺激无收缩，伸膝装置失去弹性且挛缩变硬。向髌骨外侧游离皮瓣，丁股直肌髌腱移行处倒"V"形切口髌腱纤维，切口髌骨内外侧支持带，向远端翻转髌骨及舌形瓣，暴露关节腔。见股中间肌几乎完全脂肪化、关节间隙狭窄、股骨髁变形。松解内外侧副韧带后屈曲膝关节，见半月板、交叉韧带表面色素沉着，其形态尚存。关节面周缘骨赘形成，软骨面大部分退变，为增生纤维组织所覆盖，胫骨平台外侧及股骨外髁尤为明显，髌骨关节面为增生纤维所覆盖。切除炎性滑膜、前后交叉韧带、内外残存半月板及部分髌下 Hoffa 脂肪垫，彻底清除关节周围骨赘。先行胫骨髓内定位，以胫骨平台外侧为标准，测定截骨高度为 10mm，行胫骨近端截骨。股骨髓内定位，设定 6° 外翻角，行股骨远端（+ 6mm）及前后髁截骨，测量器测定膝关节屈伸间隙平衡后，行股骨远端斜行截骨，并制备股骨滑车切迹和胫骨骨槽。去除髌骨周缘骨赘，周围去神经化，行髌骨截骨。置入股骨、胫骨假体及垫片试模，测试力线、张力、平衡和活动度满意后冲洗截骨面及伤口，以骨水泥将相应型号股骨和胫骨假体及 31mm 髌骨假体置入正确位置，安装同型号固定垫片。伸膝装置以"V-Y"延长缝合。

手术顺利，术中总出血量约 2000ml，回输自体血 1400ml，输异体血 400ml、凝血因子 3300U。

术后处理

术后患者共输 RBC 2U，血浆 400ml。术后第 8 天停用凝血 FⅧ因子，术后 3 周患者左膝活动度 0°～70°，左髋屈曲 90°、外展 15°。术后骨盆正位、左膝正侧位 X 线片见左髋及左膝假体位置良好（图 3-3F～H）。

术后 1 年，患者左髋活动正常，左膝活动度屈伸 30°～80°，右髋、右膝强直，患者要求行"右侧全髋、全膝关节置换术"再次入院。右髋及右膝正侧位 X 线片见右髋及右膝关节软骨侵蚀、关节间隙狭窄（图 3-3I～L）。围术期凝血因子替代方案同第一次手术，右侧髋关节假体为生物型假体，术中出血约1100ml，输自体血1160ml，输凝血因子3400U、RBC 4U。术后3周右髋屈曲90°，右膝屈曲70°。复查X线片见假体位置良好（图3-3M~Q）。二次术后1年患者出现右股骨下段后内侧血肿伴皮肤破溃，换药1个月左右仍迁延不愈，遂在凝血因子替代下行"右大腿血肿清除、右股前外侧取皮、右股后植皮修复术"，术后恢复良好。

术后6年随访，患者双髋活动度0°~100°，双膝活动度0°~90°，患者可正常生活和参加轻度体力劳动，假体位置良好、未见骨溶解等（图3-3R~W）。

三、病例分析

患者48岁，出生时即诊断为"甲型血友病"，但未做特殊治疗。30年前无明显诱因出现皮下和关节出血，入院时双髋、双膝、双踝等多关节病变。患者发病年龄早、发病时间长，就诊时关节病变多、病变程度重，均具有手术指征。如何选择需要手术部位以及手术顺序需综合考虑。一般来说，血友病患者尽可能一期多关节手术，这样可以减少凝血因子的用量，一方面减少凝血因子抑制物的发生，另一方面可降低患者费用。但多关节血友病骨关节病患者的关节病变往往比单关节病变患者重，手术创伤、手术时间以及失血量均显著延长，因此一期多关节手术的风险较大。我们倾向于一期双关节置换，尽量不采用3关节或4关节置换，但可以双关节置换同时行其他关节松解或融合等创伤较小的手术。在选择一期双关节置换后，如何选择手术部位是另一个比较棘手的问题。本例患者双髋、双膝均需行人工关节置换，如何选择？患者双髋、双膝均接近于伸直位强直，从术后关节康复的角度，我们选择一期同侧人工全髋关节置换术和全膝关节置换术，另外一侧二期再行手术。

血友病患者行人工全髋关节手术时选择何种假体也是需要考虑的。文献报道血友病 THA 的翻修率差异较大（11%～36%），无菌性松动是翻修的主要原因，骨水泥型假体松动率更高。Nelson 等报道 22 髋行骨水泥型 THA，平均随访7.6 年，假体生存率为 63.6%。Kelly 等报道 26 髋行骨水泥型 THA，影像学松动率为 75%，感染率为 11.5%，而另 6 髋行非骨水泥型 THA，无失败病例。Miles等对 34 髋行 THA，包括骨水泥型、非骨水泥型和混合型 3 种假体，平均随访7.5 年，假体生存率为 88.3%，无菌性松动发生率为 9%，其中非骨水泥型假体的4 髋均未失败。Yoo 等对 27 髋非骨水泥型 THA 平均随访 7.7 年（5～13 年），假体生存率为 95.2%，与年轻非血友病 THA 患者相当。上述研究中，虽然非骨水泥型假体数量较少，但其失败率较骨水泥型假体明显减少。

血友病患者的无菌性松动发生率较高，原因可能包括患者年龄较小、活动量较大、骨水泥技术不佳、骨-水泥界面少量出血、骨质较差和假体负重较大。Löfqvist 等认为，延长凝血因子替代时间有助于减少骨-水泥界面出血，从而降低松动率。本例患者左侧人工髋关节时由于存在明显骨质疏松，因此采用混合型假体（髋臼生物型假体、股骨骨水泥型假体），右侧为生物型假体，截至目前尚未出现松动。

血友病患者关节强直多为软组织挛缩，因此需要广泛松解，髋关节内及周围挛缩关节囊均需松解或切除，膝关节除松解关节囊、内外侧副韧带外，甚至需要行股四头肌成形术。

四、诊治要点

血友病患者年幼发病，因而常常出现多关节病变，如何选择手术部位和手术方式是值得思考的问题。一般来说，髋关节和膝关节人工关节置换术技术成熟、假体生存时间长，是目前广泛开展的手术技术；踝关节多采取关节融合术；肘关节、肩关节的病例相对较少。

本例患者双髋、双膝、双踝等多关节病变，而且髋关节和膝关节呈伸直位强直，需手术改善关节功能。手术时先一期行左侧人工全髋关节置换术和左膝人工关节表面置换术，再二期行右侧人工髋／膝关节置换术。这样在一侧手术完成后，患者可以通过对侧肢体负重，进行患侧髋关节和膝关节功能锻炼，有助于术后早期下地负重锻炼。

在关节假体的选择上，膝关节一般采用骨水泥型假体，而髋关节假体采用生物型假体生存期更长，但如果术者认为患者骨质疏松严重，也可采取骨水泥型假体以增加初始稳定性，但应尽量避免，因为血友病患者容易发生骨-水泥界面出血，因而影响假体固定、增加假体松动发生率。

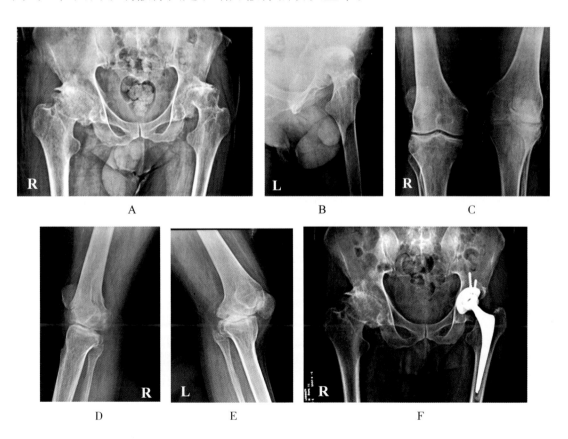

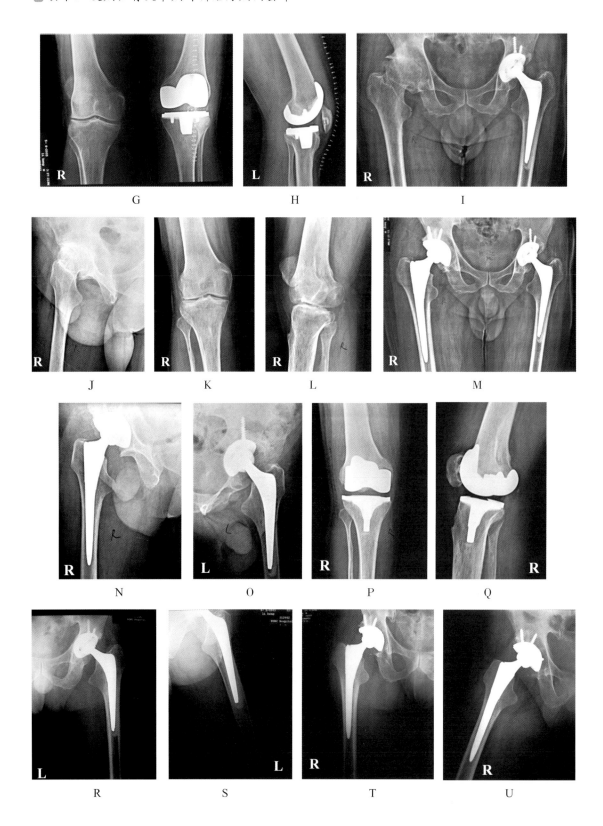

G

H

I

J

K

L

M

N

O

P

Q

R

S

T

U

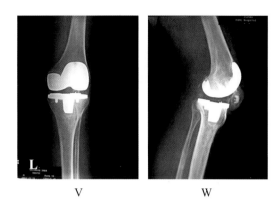

V　　　　　　　　　　W

图 3-3　男性，48 岁，诊断"甲型血友病"30 年，伴双髋、双膝及双踝疼痛伴活动受限，左髋屈伸活动度 0°~20°，右髋屈伸活动度 0°~15°，左膝活动度 0°~10°，右膝屈伸活动度 30°~80°，X 线片提示双侧股骨头囊变塌陷变形、关节间隙狭窄，双膝关节间隙狭窄，左侧为重，患者双髋双膝均存在病变，但左髋、左膝症状重，先一期行左侧 THA 及左侧 TKA，1 年后再一期行右侧 THA 及右侧 TKA，术后 6 年随访临床功能及假体位置良好。A~B，双髋正位及左髋侧位 X 线片提示双侧股骨头囊变塌陷、关节间隙狭窄；C~E，双膝正侧位 X 线片见双侧股骨前髁发育较小、髌骨半脱位，双膝关节间隙狭窄，左侧为重；F~H，左髋 THA 及左膝 TKA 术后骨盆正位、左膝正侧位 X 线片见左侧髋关节及膝关节假体位置良好；I~L，右侧 THA 及右膝 TKA 术前右髋及右膝正侧位 X 线片见右髋及右膝关节软骨侵蚀、关节间隙狭窄；M~Q，右侧 THA 及右膝 TKA 术后双髋及右膝正侧位 X 线片见假体位置良好；R~W，左侧髋膝关节置换术后 6 年随访双髋正侧位及左膝正侧位 X 线片见假体位置良好，无下沉、内外翻变化或骨吸收

（翟吉良）

参考文献

[1] 翟吉良，翁习生，林进，等 . 人工全髋关节置换术治疗终末期血友病性关节炎的中期疗效观察 [J]. 中国骨与关节外科，2013, 6(5):1-4.

[2] Wang K, Street A, Dowrick A, et al. Clinical outcomes and patient satisfaction following total joint replacement in haemophilia-23-year experience in knees, hips and elbows [J]. Haemophilia, 2012, 18(1):86-93.

[3] Kelley SS, Lachiewicz PF, Gilbert MS, et al. Hip arthroplasty in hemophilic arthropathy [J]. J Bone Joint Surg Am, 1995, 77(6):823-834.

[4] Nelson IW, Sivamurugan S, Latham PD, et al. Total hip arthroplasty for hemophilic arthropathy [J]. ClinOrthopRelat Res, 1992, 276:210-213.

[5] Miles J, Rodríguez-Merchán EC, Goddard NJ. The impact of haemophilia on the success of total hip arthroplasty [J]. Haemophilia, 2008, 14(1):81-84.

[6] Löfqvist T, Sanzén L, Petersson C, et al. Total hip replacement in patients with hemophilia. 13 hips in 11 patients followed for 1-16 years [J]. ActaOrthopScand, 1996, 67(4):321-324.

[7] Yoo MC, Cho YJ, Kim KI, et al. The outcome of cementless total hip arthroplasty in haemophilic hip arthropathy [J]. Haemophilia, 2009, 15(3):766-773.

第四节　髋、膝及肘关节置换治疗血友病性关节炎

一、病例摘要

患者男性，19 岁，因诊断"甲型血友病 15 年，左髋疼痛 5 年余，双膝及左肘疼痛伴活动受限 4 年余"入院。诊断"血友病性关节炎"，患者左髋、双膝、左肘多关节病变，首次就诊时主要表现为左髋疼痛和活动受限，遂行左侧人工全髋关节置换术。术后患者左髋症状改善明显，但 5 年随访时左肘及双膝疼痛加重伴活动受限，遂一期行左肘及双膝人工关节置换术。左髋术后 10 年、双膝及左肘术后 5 年，随访时患者恢复良好，可正常负重行走，假体周围无透亮线、

松动、下沉等表现。

二、病例简介

患者男性，19岁，因诊断"甲型血友病15年，左髋疼痛5年余，双膝及左肘疼痛伴活动受限4年余"入院。患者15年前摔伤后出血难止，在当地医院检查发现Ⅷ因子活性降低，诊断为"甲型血友病"。其后患者间断出现左髋、双膝、左肘关节肿胀。5年前患者无明显诱因出现左髋间断性疼痛，活动或受凉后加重，休息或输注Ⅷ因子后缓解，无关节红肿或活动障碍。4年前患者逐渐出现双膝及左肘关节疼痛，但程度较轻。近1年来髋关节疼痛为持续性，休息不缓解，伴活动障碍，诊断为"血友病性关节炎"，建议手术治疗，患者以此收入院。**入院查体**：双拐入病房，跛行步态。左髋主动活动屈伸50°~0°，外展-内收10°~10°，外旋-内旋10°~10°。左侧4字试验（+）。右髋主动活动屈伸100°~0°，外展-内收30°~30°，外旋-内旋25°~25°。右侧4字试验（-），双侧Thomas征（-）。双膝关节屈伸100°~0°，左肘关节屈伸120°~0°。**辅助检查**：Ⅷ因子活动度3%，Ⅷ因子抑制物（-）。Anti-HCV（-）；HbsAg（-）；HIV抗体（-）。骨盆正位X线片：左侧髋关节间隙变窄，股骨头破坏并塌陷，局部骨质密度不均，右髋骨结构正常（图3-4A）。

术前讨论及临床决策

患者自幼诊断为甲型血友病，入院时左髋、双膝及左肘多关节病变，考虑到患者左髋症状为主，双膝及左肘疼痛及活动障碍不严重、影像学改变较轻，故决定先行左侧人工全髋关节置换术，双膝及左肘关节暂不手术。

术前请血液科会诊，制订凝血因子Ⅷ替代方案：

1. 手术当天凝血因子Ⅷ剂量为 50U/kg，q12h。

2. 术后第 1 天剂量为 40U/kg，q12h。

3. 术后第 2~3 天剂量为 30U/kg，q12h。

4. 术后第 4~7 天剂量为 20U/kg，q12h，根据手术情况及手术引流、血红蛋白等再酌情调整。

术前通过模板和 X 线片测量假体大小，并备足凝血因子Ⅷ。

手术过程

术前半小时静脉输入凝血因子Ⅷ。患者取左髋后外侧切口，部分切断臀大肌肌腱，切开关节囊并彻底松解关节内纤维粘连后见大量含铁血黄素沉积、股骨头塌陷变形。于小转子上方约 15mm 处截断股骨头。显露髋臼缘后进一步清理增生的关节囊、盂唇和滑膜组织，术中见髋臼卵圆窝结构被增生组织覆盖。打磨髋臼至直径 49mm 后安装试模测试假体稳定性好，打入生物型髋臼假体，检查位置及稳定性满意。股骨依次扩髓至 2#，安装股骨试模，复位髋关节，测试关节稳定性良好后取出试模，打入相应型号的生物型假体。手术顺利，术中出血量约 300ml，未输血。

术后处理

术后第 1 天，患者一般情况可，无不适主诉，伤口引流 100ml。

复查血常规：WBC 3.44×10^9/L，Hb 103g/L，PLT 165×10^9/L。

术后第 1 天协助患者行髋关节屈伸功能锻炼和下肢直腿抬高练习。

术后第 2 天，患者无特殊不适。

复查血常规：WBC 3.95×10^9/L，Hb 90g/L，PLT 165×10^9/L，APTT 40.3s。

凝血因子剂量改为 2400U，q12h。

术后第 3 天，患者无特殊不适。

复查血常规：WBC 2.83×10^9/L，Hb 84g/L，PLT 142×10^9/L，APTT 39.8s。

继续予凝血因子Ⅷ 2400U，q12h，并输 RBC 2U。

术后第 6 天，患者无特殊不适，复查 X 线片见假体位置良好（图 3-4B ~ C），遂扶拐下地活动。

术后第 7 天出院。

术后 5 年随访，患者双髋无不适主诉，左髋关节假体位置良好，但患者双膝及左肘疼痛加重伴活动障碍，遂收入院拟行双膝及左肘关节置换术。术前查双膝正侧位 X 线片：双膝骨质破坏，关节间隙狭窄，双膝外翻，左侧重；双肘正侧位 X 线片：左肱骨髁及尺骨鹰嘴侵蚀性破坏、关节间隙狭窄，伴左肘关节半脱位，右肘结构基本正常（图 3-4D ~ I），术后正侧位 X 线片显示双膝及左肘假体位置良好（图 3-4J ~ N）。

双膝及左肘术后 5 年（左髋术后 10 年）随访时患者恢复良好，可正常负重行走，假体周围无透亮线、松动、下沉等表现（图 3-4O ~ U）。

三、病例分析

本例患者 4 岁时摔伤后出血难止，在当地医院检查发现Ⅷ因子活性降低，诊断为"甲型血友病"，但未规律给予凝血因子替代治疗，患者间断出现左髋、双膝、左肘关节肿胀。14 岁时患者出现左髋间断性疼痛，活动或受凉后加重，休息或输注Ⅷ因子后缓解，15 岁时逐渐出现双膝及左肘关节疼痛，但程度较轻。

18 岁后髋关节疼痛为持续性，休息不缓解，X 线片可见左髋关节间隙变窄、股骨头外形改变，患者诊断血友病性关节炎，左髋病变重，具有手术指征，应采用人工全髋关节置换术改善患者髋关节功能。患者首次就诊时双膝及左肘症状和影像学改变较轻，未行手术，但 5 年后症状加重，同时影像学上破坏也加重，因此一期行双膝及左肘人工关节置换术。

血友病患者往往同时存在多关节病变，是否手术需要根据患者临床症状及影像学表现共同决定，只有两者都很严重时才需手术处理。为减少凝血因子费用及抑制物发生率，血友病多关节病变时往往采取一期多关节手术，但一次可以完成多少关节的手术目前并无统一意见，需要根据手术大小、出血量、手术时间、患者一般情况及耐受力综合决定。截至目前，我们可以一期完成 3 个关节置换手术，与单关节置换相比，患者术后并发症发生率未明显增加。

四、诊治要点

血友病患者自幼发病，患者常常表现为轻微外伤或自发性皮下出血、牙龈出血或尿血等。患者若出血不严重，往往未引起重视而未就诊。部分患者虽然就诊，但由于我国卫生发展水平的不平衡，不少基层医生对于血友病缺乏足够认识，发生漏诊或误诊的也不在少数。患者因此无法得到正规的治疗，长期发作皮肤、肌肉和关节出血，导致骨和软组织内出血，患者容易发生骨结构发育异常和骨破坏、血友病性假瘤等。

关节内出血导致骨结构破坏是血友病性关节炎的主要表现，患者常常表现为关节疼痛和功能障碍，往往需要手术治疗。血友病患者常常是多关节和多部位病变，因此往往需要多关节或多部位一期手术。一期多关节或多部位手术可以减少凝血因子消耗的费用以及凝血因子抑制物的发生，但一次能够完成多少个关节或多少部位的手术还需要根据患者具体情况确定，因为血友病患者手术面临诸多挑战：骨结构发育异常、骨破坏、骨质疏松和软组织挛缩等。

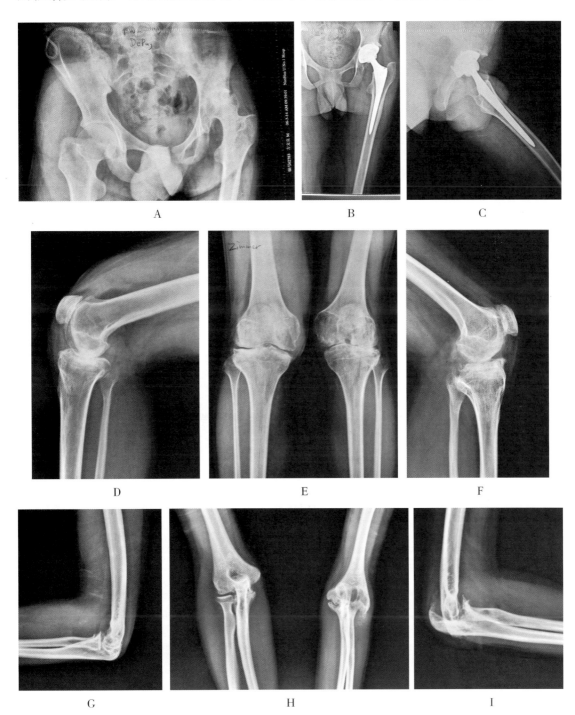

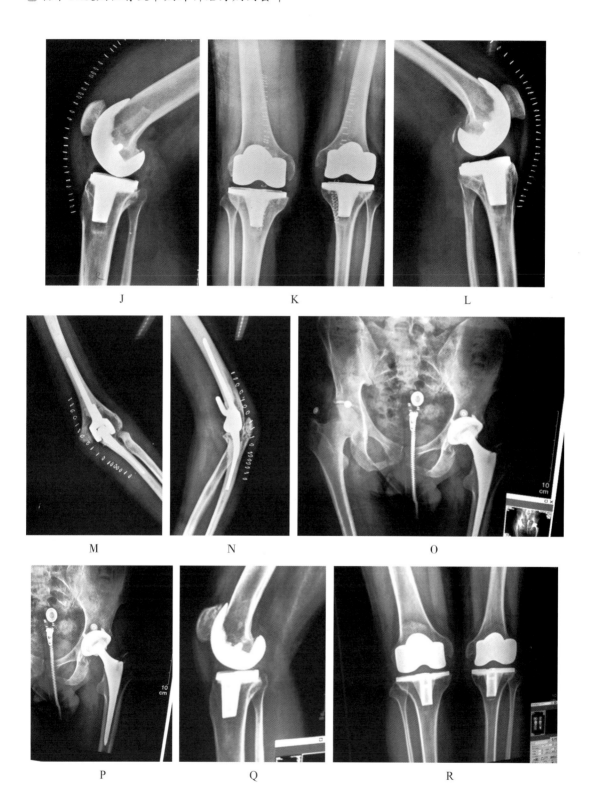

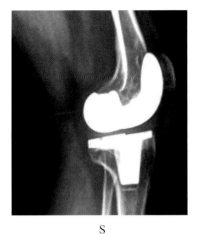
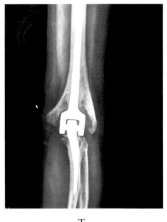
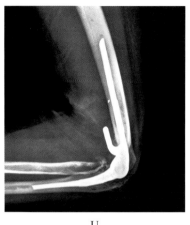

S　　　　　　　　　　　　　T　　　　　　　　　　　　　U

图3-4　男性，19岁，因诊断"甲型血友病15年，左髋疼痛5年余、双膝及左肘疼痛伴活动受限4年余"入院，诊断"血友病性关节炎"，分期行左髋、双膝及左肘人工关节置换术。A，术前骨盆正位X线片可见左侧股骨头破坏并塌陷，局部骨质密度不均，左髋间隙变窄，右髋骨结构正常；B～C，左髋术后正侧位X线片可见假体位置良好；D～I，双膝及左肘关节置换术前正侧位X线片见双膝骨质破坏，关节间隙狭窄，双膝外翻，左侧重；左肱骨髁及尺骨鹰嘴侵蚀性破坏、关节间隙狭窄，伴左肘关节半脱位，右肘结构基本正常；J～N，双膝及左肘关节置换术后正侧位X线片见双膝及左肘假体位置良好；O～U，左髋术后10年、双膝及左肘术后5年，随访正侧位X线片显示假体位置良好，假体周围无透亮线、无下沉等

（翟吉良）

参考文献

[1] HoskinsonJ, Duthie RB. Management of musculoskeletal problems in the haemophiliacs [J]. Orthop Clin N Am, 1978, 9:455-480.

[2] Stein H, Duthie RB. The pathogenesis of chronic haemophiliacarthropathy [J]. J Bone Joint Surg, 1981, 63(Br):601-609.

[3] 翟吉良, 翁习生, 林进, 等. 人工全髋关节置换术治疗血友病性关节炎的中期疗效观察 [J]. 中国骨与关节外科, 2013, 6(5):1-4.

第四章

踝关节融合术治疗
踝关节血友病性关节炎

一、病例摘要

患者男性，43岁，因诊断"甲型血友病42年，双踝关节肿胀并进行性活动受限10年余"入院。诊断"双踝血友病性关节炎、甲型血友病"。患者双踝关节活动受限伴行走后疼痛，具有手术指征。围术期在凝血因子Ⅷ替代治疗下，行右踝关节融合术，术中放置髓内钉过程中发现胫骨前方骨皮质劈裂，移位不多，考虑与患者胫骨髓腔直径偏细有关。髓内钉近端拧入2枚锁钉后，检查发现胫骨前方劈裂骨折块已固定牢靠。随访2年，患者术后疼痛消失，可负重行走，已恢复日常办公室工作，并可外出旅游。

二、病例简介

患者男性，43岁，因诊断"甲型血友病42年，双踝关节肿胀并进行性活动受限10年余"入院。患者自幼反复关节肿胀，出生后6个月确诊为"甲型血友病"，后多次轻微外伤后出现皮肤淤斑及多关节自发性出血，以膝、踝关节为著。10年前起患者反复出现双踝关节肿胀、活动受限，症状进行性加重，入院前双踝关节跖屈、背伸严重受限，行走后即出现疼痛，休息后可缓解。现为行"双侧踝关节融合术"入院。**既往史**：20年前起患者逐渐出现双膝关节肿胀、活动受限，屈曲位胀痛，症状进行性加重，行走和上下楼梯困难，并逐渐出现双膝屈曲、外翻畸形。3年前患者在我院行双侧人工全膝关节表面置换术，术后恢复满意。术后予凝血因子Ⅷ替代治疗，400～600U，3天1次。诊断"高血压病"半年，血压最高160/90mmHg，口服拜新同1片，qd，血压控制尚可。曾有多次输血史，8年前发现"丙肝"，规律治疗1年后抗体转阴。**入院查体**：体重72kg，双踝关节稍肿胀，关节僵硬，跖屈和背伸均为 5°~10°。双下肢肌张力正常，双侧肢体深浅感觉对称正常。双侧足背动脉搏动正常。**辅助检查**：我院踝关节正侧位 X 线片（图 4-1）：双侧踝关节组成骨骨质密度减低，内踝、外踝及距骨骨质边缘硬化伴小囊状改变，双侧关节间隙明显狭窄。

术前准备

患者入院后完善术前常规检查，并按照血液内科会诊意见完成凝血因子预试验。再次请血液内科会诊，制订围术期凝血因子Ⅷ替代治疗方案。

预试验结果如下表：

	即刻	1h	3h	8h	12h	24h
FⅧ活性（%）	0.1	74	53.5	43.7	40.5	21.3
APTT（s）	55.4	36.4	33.4	34.2	34.5	37.2
FⅧ抑制物	—	—	—	—	—	0

根据预试验结果，建议围术期替代治疗方案如下：

1. 手术当日、术后第 1 天：Ⅷ浓缩物 2100U，q12h，静脉滴注（首剂于手术前即刻）。

2. 术后第 2~3 天：Ⅷ浓缩物 1800U，q12h，静脉滴注。

3. 术后第 4~5 天：Ⅷ浓缩物 1500U，q12h，静脉滴注。

4. 术后第 6 天以后：根据有无出血情况酌情决定是否替代，如需替代可予Ⅷ浓缩物 900U，qd，静脉滴注。

术后第 1 天及第 5 天复查 FⅧ活性剂抑制物，隔日监测 Hb 及 APTT，如出血加重查 APTT 血浆纠正试验。

手术过程

术前 30 分钟静脉输入凝血因子Ⅷ。先行右侧踝关节手术。右大腿上气囊止血带。取踝关节前内侧纵切口长约 10cm，逐层切开，显露踝关节前侧，见胫距关节无骨性连接，关节间隙内大量陈旧性含铁血黄素沉积、软骨面破坏，清除沉积的含铁血黄素，见胫骨远端及距骨近端骨质坏死、硬化。凿除胫骨和距骨的关节软骨及皮质骨，将两关节面修整成合适的形状。将足维持在胫骨适当的位置上，通过足跟向胫骨中心穿入 1 枚导针，穿入胫骨髓腔内，C 形臂透视见导针位置满意，沿导针扩髓，取一 φ8mm×160mm 的髓内钉经跟骨打入至胫骨髓腔内，在打入髓内钉过程中 C 形臂透视发现胫骨前方骨皮质有劈裂，但移位不多，考虑与患者胫骨髓腔直径偏细有关（图 4-2）。C 臂透视在导向器引导下由内侧向外侧拧入近端 2 枚 φ4mm 锁钉固定骨折块，检查胫骨前方劈裂骨折块已固定牢靠。再次在导向器引导下拧入远端 2 枚锁钉，分别固定在距骨和跟骨上，检查见固定牢靠，C 形臂透视见位置满意。冲洗伤口，将截下的自体松质骨咬碎，植入关节间隙内并压实。留置引流管后缝合创口，加压包扎，放松止血带。同法行左侧踝关节融合髓内钉固定植骨术。手术顺利，术中出血少量，未输血。

术后处理

术后按照血液科会诊意见予凝血因子Ⅷ替代治疗。术后 2 天拔除引流管并予双小腿石膏固定踝关节。定期换药观察伤口愈合情况。患者术后恢复满意，术后 14 天拆线出院。

用至术后第 7 天停药，术后 17 天拆线前临时用Ⅷ浓缩物 900U，静脉滴注。

目前随访超过2年，患者术后疼痛基本消失，可负重行走。除爬山及下蹲活动受限外，其他无明显不适，可上下楼梯，已恢复日常办公室工作，并可外出旅游。

三、病例分析

该患者为甲型血友病、双侧踝关节血友病性关节炎。因关节疼痛、无法负重行走，日常生活难以自理，手术指征明确。双侧踝关节病变，一般不建议行双侧融合，避免关节僵硬带来的功能丧失。但目前踝关节置换在假体获得、使用寿命等方面均不如髋膝关节，远期势必面临翻修等困难情况，因此不适用或应慎用于血友病患者。

本例患者内踝、外踝及距骨骨质边缘硬化伴小囊状改变，不适宜行踝关节置换，经反复权衡利弊并考虑患者的实际情况及治疗需求后，决定采取双侧胫距跟融合术。术前充分交待手术风险和远期踝关节活动功能丧失带来的不适等，获得知情同意并公证，本例手术及术后恢复顺利。

四、诊治要点

1. 融合方式的选择

由于整体发病率较低，目前国内外暂无针对血友病性踝关节炎的长期大样本临床研究，对于终末期血友病性踝关节炎，有学者建议行人工踝关节置换，但更多的学者倾向于行踝关节融合。考虑血友病容易发生关节及肌肉的反复出血、关节软骨面不同程度破坏，导致此类患者常合并距下关节退变，如果单纯采取胫距关节融合则更易加重距下关节退变，而采用胫距跟融合术不仅可避免此类情况的出现，还可以有效纠正患者早已存在的下肢力线不良，如跟腱挛缩、内外翻畸形等，最终达到缓解关节疼痛的目的。因此，该术式适用于保守治疗无效的伴有严重关节功能障碍同时合并距下关节病变或下肢力线不良的终末期血友病性踝关节炎。

踝关节融合术是一种导致踝关节骨性强直的手术，需要在对踝关节面处理后进行固定确保达到最终融合的目的，而固定的手段包含外固定、内固定等许多手术方式。外固定通过不同类型的外固定支架对矫正后的踝关节进行加压固定，适用于伴有广泛软组织损伤或其他因素导致内固定效果不佳的患者；内固定则通过螺钉、钢板、髓内钉等不同类型的内固定器材对踝关节予以固定，是目前临床主要采用的固定方式。

外固定支架是最早用于踝关节融合的技术。缺点是结构相对复杂笨重，为确保融合需要佩戴较长时间，存在针道感染、出血等风险。

传统内固定可采用接骨板。传统的 DCP 板，手术创面大，属于偏心固定，术后并发症率较高。LCP 板具有角稳定性，特制的踝关节融合板，可保证较好的固定效果，但依然无法微创手术，且不能纠正距下关节畸形。术后不能早期开始部分负重锻炼。交叉空心加压螺钉固定属于微创固定，但固定强度差，需要长期石膏外固定，康复治疗周期长。逆行带锁髓内钉行胫距跟融合术是目前常用的治疗方法之一。术中可经小切口或关节镜下处理踝关节面。

2. 髓内钉胫距跟融合术治疗踝关节终末期血友病性关节炎

对于距跟关节面，我们的经验是可不单独处理，通过植入髓内钉过程中开髓打磨出来的骨屑填充在残存的关节腔中并结合坚强固定，可引起自发融合，这样明显缩短操作时间及对周围软组织的破坏。

对比手术时间、术中出血、术后关节融合率和 AOFAS 评分等指标后，发现应用带锁髓内钉行胫距跟融合术要明显优于钢板螺钉融合术，尤其在手术时间和术中出血的比较中优势更为突出。

考虑到带锁髓内钉属于轴向固定，在生物力学方面的牢固性优于传统的钢板螺钉固定，因此术后无需石膏固定，术后 6 周即可开始部分负重及功能锻炼，3 个月可完全负重。在关节融合率相同的情况下，该术式较外固定大大提高了患者的生活质量和手术满意度。

髓内钉固定的禁忌证是髓腔发育异常。本例自幼即出现自发出血，肢体发育明显受到影响，髓腔发育细小。术前对此虽有所准备，使用直径 6mm 髓内钉，开髓后进行扩髓，但插入髓内钉的过程中仍发生医源性骨折。所幸骨折没有显著移位，同时远端锁钉和近端锁钉分别位于胫骨骨折线两侧，因此锁定后骨折稳定，最终获得愈合。

3. 双侧胫距跟融合术后的康复锻炼

踝关节融合对患者步态等方面存在一定影响。单侧融合时，通过其他关节的过度活动可获得一定代偿。双侧融合时会对步态产生较大影响，尤其是行走崎岖路面时会有一定困难。对一般踝关节炎来说，不建议双侧融合，尤其是有劳动需求或者生活于山区者，而是至少保留一侧活动能力，如采取踝关节置换。

对血友病性终末期踝关节炎来说，踝关节置换的假体生存率明显低于膝髋关节，翻修手术不仅风险大，同时需要再次使用大量凝血因子，医疗费用也显著升高。因此，考虑到双侧融合效果确切的优点，不失为特殊情况下的不得已选择。

双侧融合后患者的康复训练和单侧无异，一般 3～4 个月可完全负重行走。平路一般无明显跛行，上下楼梯可，但下蹲受限。因此术前应向患者充分交待术后能够达到的功能状态，特别是要告知可能带来的功能丧失，适度降低患者的手术预期，才能更好地参与康复锻炼（图 4-3 至图 4-4）。

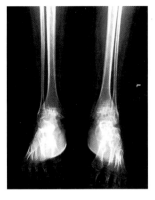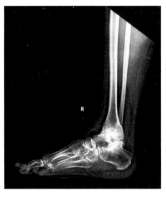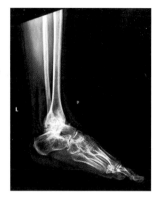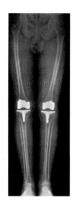

▉ 图 4-1 男性，43 岁，因诊断"甲型血友病 42 年，双踝关节肿胀并进行性活动受限 10 年余"入院。X线片提示双踝关节破坏，双膝关节置换术后

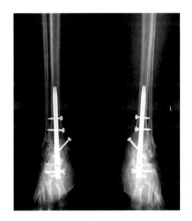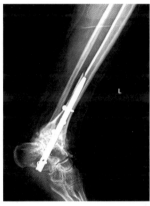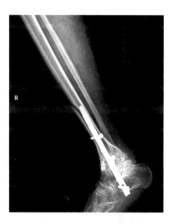

▉ 图 4-2 在打入髓内钉过程中胫骨前方骨皮质有劈裂，移位不大，与患者胫骨髓腔直径偏细有关。由内侧向外侧拧入 2 枚 φ4mm 近端锁钉固定胫骨骨折。术后正侧位 X 线片提示双侧胫骨劈裂骨折，固定牢靠，力线可

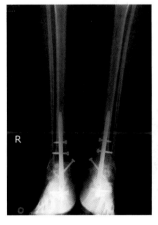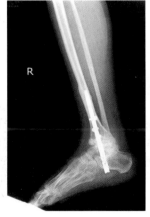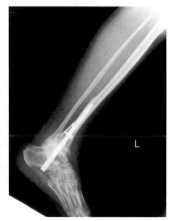

▉ 图 4-3 术后 1 年复查 X 线片提示骨折已愈合，下肢力线良好

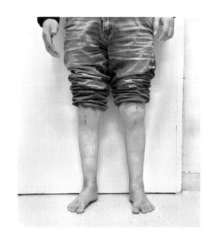

■图 4-4　术后两年半，患者可负重行走、外出旅游

（高　鹏）

参考文献

[1] Poenaru DV, Pătraşcu JM, Andor BC, et al. Orthopaedic and surgical features in the management of patients with haemophilia [J]. Eur J Orthop Surg Traumatol, 2014, 24(5):685-692.

[2] Boehlen F, Graf L, Berntorp E. Outcome measures in haemophilia: a systematic review [J]. Eur J Haematol Suppl, 2014, 76:2-15.

[3] Rodriguez-Merchan EC. Aspects of current management: orthopaedic surgery in haemophilia [J]. Haemophilia, 2012, 18(1):8-16.

[4] Ye Li, Xi-sheng Weng, Jin Lin, et al. Perioperative Period of a Hemophilic Osteoarthropathy Therapeutic Regimen and Analysis of Complications [J]. Orthopaedic Surgery, 2016, 8(1): 60-67.

[5] 李晔，翁习生，林进，等. 血友病性骨关节病围手术期伤口并发症处理 [J]. 中华骨与关节外科，2015, 8(5):412-416.

[6] 高增鑫，邱贵兴，翁习生，等. 关节成形术治疗血友病性关节病 [J]. 中华外科杂志，2008, 46(11):809-812.

[7] 张凌汉 , 翁习生 , 邱贵兴 , 等 . 血友病足踝部病变的外科治疗 [J]. 中国修复重建外科杂志 ,
　　 2013, 27(2):160-163.

[8] Barg A, Elsner A, Hefti D, et al. Haemophilic arthropathy of the ankle treated by total ankle
　　 replacement: a case series [J]. Haemophilia, 2010, 16(4):647-655.

[9] Bluth BE, Fong YJ, Houman JJ, et al. Ankle fusion in patients with haemophilia [J]. Haemo-
　　 philia, 2013, 19(3):432- 437.

[10] Rodriguez-Merchan EC. End-stage haemophilic arthropathy of the ankle: ankle fusion or total
　　 ankle replacement [J]. Haemophilia, 2014, 20(1):e106-107.

[11] Hahn ME, Wright ES, Segal AD, et al. Comparative gait analysis of ankle arthrodesis and
　　 arthroplasty: initial findings of a prospective study [J]. Foot Ankle Int. 2012, 33(4):282-289.

[12] Pasta G, Forsyth A, Merchan CR, et al. Orthopaedic management of haemophilia arthropathy
　　 of the ankle [J]. Haemophilia, 2008, 14 Suppl 3:170-176.

[13] Tsailas PG, Wiedel JD. Arthrodesis of the ankle and subtalar joints in patients with haemophilic
　　 arthropathy [J]. Haemophilia, 2010, 16(5):822-831.

[14] Lane H, Siddiqi AE, Ingram-Rich R, et al. Functional outcomes following ankle arthrodesis
　　 in males with haemophilia: analyses using the CDC's Universal Data Collection surveillance
　　 project [J]. Haemophilia, 2014, 20(5):709-715.

[15] Van Meegeren ME, Van Veghel K, De Kleijn P, et al. Joint distraction results in clinical and
　　 structural improvement of haemophilic ankle arthropathy: a series of three cases [J]. Haemo-
　　 philia, 2012, 18(5):810-817.

第五章

血友病性假瘤的手术治疗

第一节 四肢血友病性假瘤切除术

一、病例摘要

患者男性，38 岁，因确诊"血友病 23 年，右大腿间断性出现肿物 20 年"入院。患者 23 年前发现凝血障碍后确诊为甲型血友病，18 岁时无明显诱因出现右大腿肿物，后逐渐变小，此症状反复出现，肿物逐渐增大，保守治疗效果不佳，包块张力较大，压痛明显，同时伴右膝关节屈伸功能障碍，CT 提示右股骨中上肌间可见多发囊性病变，考虑为肌内血肿，邻近肌肉萎缩，骨皮质增厚，入院诊断"右大腿血友病假性肿瘤；甲型血友病"。入院后积极完善相关检查予以右大腿血友病性假瘤切除术，术中见假瘤巨大并形成假性囊壁，具有多个分隔但无明确供血血管，将其完整切除并缝闭后，局部予以加压包扎，适时根据引流及出凝血时间等调整凝血因子用量，术后随访 10 年，患者恢复良好，未再复发。

二、病例简介

患者男性，38 岁，因确诊"血友病 23 年，右大腿间断性出现肿物 20 年"入院。患者外伤后反复出血，遂于 23 年前就诊于北京朝阳医院，确诊为甲型血友病。18 岁时右大腿无诱因出现一肿物，直径约 5cm，按摩肿物后右侧大腿内出血，同时肿物增大，从大腿根部持续到膝部，直径约 20cm，无发红、发热表现，未予治疗。肿物持续 2 个月后自行变小，恢复到原来大小，此现象患者 23 岁及 34 岁时再次发作，发病过程基本同前，未予治疗，恢复如前。38 岁时，左侧腹部出现胀痛，服用中药治疗后腹部出血并产生肿块，输注Ⅷ因子后，肿块变小。去年 9 月，右大腿肿物迅速增大，直径约 25cm，伴有皮温增高及疼痛，CT 提示右股骨中上段肌内血肿、邻近肌肉萎缩、骨皮质增厚，门诊以"右大腿血友病性假瘤"收入院。**入院查体**：轮椅推入病房，右侧大腿前上可见一巨大肿物，直径约 25cm，局部皮温略高，张力较大，压痛（＋），双髋关节活动度如常，右膝关节活动度 0°～100°，左膝关节 0°～130°，双膝关节浮髌试验（－），双下肢感觉、肌力、肌张力基本正常。**辅助检查**：右大腿 CT：右股骨中上段肌间可见多发囊性病变，考虑为肌内血肿，邻近肌肉萎缩、骨皮质增厚（图 5-1）。

术前准备及临床决策

1. 凝血因子替代相关准备：患者入院后积极完善相关术前检查，完成凝血相关检测，并请血液科会诊。按照手术当天、术后第 1 天用凝血因子Ⅷ 40U/kg，q8h；术后第 2～3 天用凝血因子Ⅷ 30U/kg，q12h；术后第 4～7 天用凝血因子Ⅷ 20U/kg，q12h，根据手术情况再酌情调整。

2. 手术计划相关准备：患者右大腿血友病性假瘤巨大，手术切除创面大，渗血多，术前需积极备血，术中注意控制性加压，注意血友病性假瘤周围毗邻组织、有无重要血管神经。

手术过程

术前根据血液科会诊意见给予凝血因子替代治疗。取右大腿前外侧沿血肿长轴纵向切口，切开皮肤、皮下组织及深筋膜，见一巨大血肿位于大腿前外侧，大小 30cm×20cm，包膜完整，表面张力大，呈褐色，将肌肉挤压向内侧，以 20ml 空针穿刺抽出褐色液体，以缝线悬吊牵引，在血肿上切开一 5cm 小口，有大量褐色巧克力样液体流出，约 2000ml，吸尽后将血肿囊壁完全切开，清除囊内机化的纤维组织，切断并结扎周围小血管，切除大部分囊壁，在其后内、后方和后外另有 3 个较小血肿，大小分别为 15cm×10cm、10cm×8cm、20cm×15cm，先后切开并清理，可见褐色巧克力样液体和大量泥沙样物质，彻底清除后切除大部分囊壁，用大量温生理盐水反复冲洗术野，将残存的囊壁分别缝合，再次用生理盐水冲洗伤口，确定无活动性出血后，清点敷料器械无误，放置引流管一根，分层关闭囊腔。逐层缝合切口并加压包扎。手术过程顺利，术中出血 800ml，输 RBC 2U。

术后处理

术后按照血液科会诊意见继续给予凝血因子替代，并根据每日引流量及患者出凝血时间适当调整凝血因子用量，并于局部厚棉垫加压包扎，术后第 3 天引流减少后拔除伤口引流管，继续给予加压包扎，术后 2 周拆线。

三、病例分析

该患者属于血友病性假瘤中较为典型者，其假瘤位于大腿中段，由于肌肉较为丰富，且局部空间较大，属于假瘤好发且难以觉察的部位，血友病出血假瘤增大常常导致周围组织受到挤压，在大腿中段此类病理改变常常导致股四头肌纤维化，进而导致膝关节屈伸功能受限，部分假瘤部位较高，还会导致股动静脉及股神经受压出现相应的血管、神经症状，临床检查中需要特殊注意。

四、诊治要点

血友病由于凝血功制异常，在轻微外伤下可出现自发性出血，最常见的部位为四肢关节，其中由于大腿肌肉丰富且间室较大，可存留大量积血。通常血友病性假瘤自身并无明确供血血管，其形成通常为缓慢多次渗血导致，假瘤逐渐增大并压迫周围组织，并引起周围组织包裹炎症机化，从而形成假包膜，由于包膜为刺激形成，故与周围组织并无明确界限。由于假瘤常为多次出血形成，故其内常为机化程度不同的陈旧性血液，且常常伴有多个分隔。

大腿部假瘤较大时局部张力高，周围股四头肌被挤压，常常导致膝关节屈伸功能明显受限，大腿近端血肿甚至可以压迫股神经及股静脉等引起股四头肌无力或静脉回流不畅，在此情况下，常常需要手术干预。

由于血友病性假瘤为良性病变，其临床症状常常是由于压迫周围组织所致，故血友病性假瘤的切除以解除压迫、减少瘤体封闭瘤腔为首要目标，同时由于患者自身出凝血功制异常，假瘤包膜与周围正常组织边界不清，大范围切除将导致出血量增加，术后并发症增加，故手术切除可以在瘤腔内进行，这一点不同于真性肿瘤切除。在手术切除过程中，还需要注意的是准确评估患者出血量，由于瘤腔巨大，其创面较大，虽然通常没有直接的供血血管，但术中渗血较多，需予以关注。

为了避免假瘤的再次复发，术者需要切除皮革样瘤腔内壁，使其创面新鲜化，同时尽量封闭囊腔，否则囊腔反复积血会形成新的假瘤。若其周围为软组织，可以使其塌陷并内翻缝闭；若周围为骨性支撑，可以采用止血方纱包裹明胶海绵来填充，避免再次出血存留。此外，术后较长时间的加压包扎也是非常重要的，待假瘤残腔粘连闭合后再解除压迫。

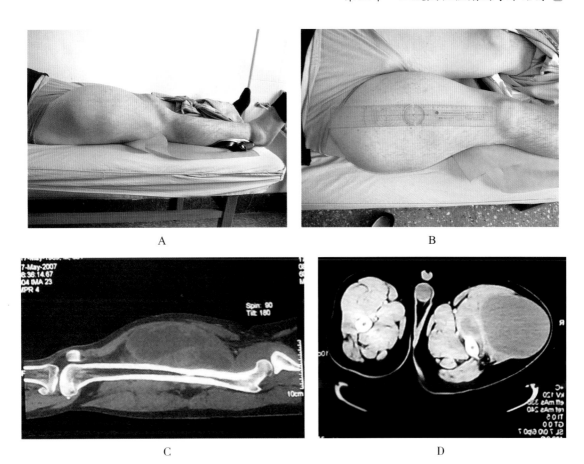

图5-1 男性，38岁，右大腿血友病性假瘤，行右大腿血友病性假瘤切除术。A～B，右侧大腿前上可见一巨大肿物，直径约25cm，局部皮温略高，张力较大，压痛（＋）。C～D，术前CT检查提示：股骨中上段肌内血肿，邻近肌肉萎缩，骨皮质增厚

（边焱焱 刘 勇）

参考文献

[1] 翁习生，高增鑫，林进，等．血友病性假瘤的诊断与治疗 [J]. 中国骨与关节外科，2008, 2: 129-134.

[2] 陈丽霞，华宝来，刘颖，等．41例血友病患者髂腰肌出血的临床特征及康复治疗 [J]. 中华血液学杂志，2012, 33 (5):406-408.

[3] 丁秋兰, 王学锋, 王鸿利, 等. 血友病诊断和治疗的专家共识: 血友病的规范化诊断 [J]. 临床血液学杂志, 2010, 1:49-51.

[4] JW van Ommeren, DW Mooren, RP Veth, et al. Pseudotumor occurring in hemophilia[J]. Arch Orthop Trauma Surg, 2000, 120 (7-8):476-478.

第二节　骨盆血友病性假瘤切除术

一、病例摘要

患者男性, 51 岁, 因确诊"甲型血友病 50 年, 发现左腰部肿物进行性增大 6 年"入院。患者自幼发现凝血障碍后确诊为"甲型血友病"。6 年前搬重物后出现左腰部疼痛不适, 继而出现左腰部肿物, 就诊血液科门诊, 考虑局部出血, 给予间断补充康斯平（人凝血因子Ⅷ）对症治疗, 此后腰部肿物逐渐增大, 保守治疗效果不佳, 包块张力较大, 2 天前肿物局部出现破溃。X 线片提示左侧髂骨可见巨大类圆形囊状膨胀性透亮区, 其内可见高密度分隔, 局部软组织可见肿块影, 入院诊断"左髂部血友病假性肿瘤; 甲型血友病"。本例患者由于假瘤位于髂腰部, 局部空间较大, 假瘤缓慢增加导致体积巨大, 病变上界达左肾下极, 下界达左侧髂窝股骨头水平, 部分疝出于左侧腹壁, 位于皮下脂肪层下。手术范围广, 难度较大, 经过术前相关影像学检查及严密计划, 最终将血友病性假瘤切除, 通过局部加压包扎后取得良好的临床效果。

二、病例简介

患者男性，51岁，因确诊"甲型血友病50年，发现左腰部肿物进行性增大6年"入院。患者50年前因磕碰后易青紫就诊于儿童医院，检查发现凝血因子Ⅷ缺乏，诊断为"A型血友病"，未行特殊治疗；6年前搬重物后出现左髂腰部疼痛不适，继而出现左髂腰部肿物，约鸡蛋大小、质软、有波动感，就诊血液科门诊，考虑出血可能，给予间断补充康斯平（人凝血因子Ⅷ）对症治疗，此后肿物进行性增大，目前肿物增大至20cm×20cm×10cm左右，无明显触痛；2天前肿物局部出现破溃，为进一步治疗来我院就诊，门诊以"血友病性假瘤"收入院。**入院查体：**自行步入病房，左腰部可见巨大肿物，大小约20cm×20cm×10cm包块，表面局部可见青紫，张力高，无明显波动感，肿物下部中央可见1.5cm×0.5cm左右皮肤溃疡，有少量血性液渗出，局部皮温不高，压痛（＋），左髋关节屈伸活动自如，左大腿前方针刺觉较对侧略弱，左下肢肌力Ⅴ级。左足背动脉搏动可及。腹平软，无压痛、反跳痛及肌紧张。肝脾肋下未触及，全腹未触及异常包块，移动性浊音（－），肠鸣音正常。四肢生理反射存在，病理反射未引出。**辅助检查：**骨盆X线片：左侧髋关节区软组织影增厚，边缘清晰，左侧髂骨可见巨大类圆形囊状膨胀性透亮区，约10.5cm×7.8cm，边缘硬化，内见高密度分隔。双侧髋臼外缘骨质增生硬化，关节面光整，关节对位良好，沈通氏线连续，关节间隙变窄。骨盆MRI：左侧髂腰部可见巨大包块，病变上界达左肾下极，下界达左侧髂窝股骨头水平，部分位于左侧腹壁皮下脂肪层（图5-2）。

术前准备及临床决策

1. 凝血因子替代相关准备：患者入院后积极完善相关术前检查，完成凝血相关检测，并请血液科会诊。按照手术当天、术后第1天用凝血因子Ⅷ 40U/kg，

q8h；术后第 2～3 天用凝血因子Ⅷ 30U/kg，q12h；术后第 4～7 天用凝血因子Ⅷ 20U/kg，q12h，根据手术情况再酌情调整。

2. 手术计划相关准备：患者假瘤巨大，压迫周围脏器并移位，术中误伤周围组织可能性大，术前请血管外科、基本外科、泌尿外科等多个科室协助会诊，制订手术策略并明确相关注意事项，术前完成肾脏及腹主动脉等主要血管造影，明确其走行，以及进一步确认假瘤与腹主动脉、下腔静脉、肾动静脉关系；由于假瘤推挤，肾脏及输尿管走行异常，考虑术中有损伤输尿管的可能，术前放置 D-J 管明确输尿管位置。

手术过程

术前根据血液科会诊意见给予凝血因子替代治疗。患者右斜卧位，约束带固定后，左腰腹部常规消毒、铺巾、护皮。沿假瘤纵轴（上到肋缘下到腹股沟韧带上方约 5cm）做皮肤切口，逐层切开皮肤、皮下，沿皮下潜行分离，探查见假瘤张力高，表面囊壁菲薄且纤维变性，假瘤囊壁与浅层肌肉组织粘连，沿假瘤囊壁与正常组织间进行彻底分离后，于假瘤表面开口，引出陈旧血性积液约 2400ml。将减张后假囊分块切除，探查见假瘤向后侵蚀压迫腰大肌，向下深达髋臼上缘，髂骨内板可见大量空洞，腰大肌内亦可见侵犯，其内部充满褐色破碎组织。彻底刮除假瘤内血肿及破碎组织，大量生理盐水冲洗后彻底止血，确定囊内无活动性出血，清点敷料、器械无误，放置引流管一根，将肌肉组织潜行贴合缝固后，逐层缝合切口并加压包扎。麻醉满意，手术顺利，出血约 400ml，术中未输血。术毕患者拔除气管插管后安全返回病房，左下肢感觉运动如常。

术后处理

患者由于手术时间较长，术中创面较大，术后按照血液科会诊意见继续给予凝血因子替代，并于局部厚棉垫加压腹带严密包扎，以减少瘤腔容积，尽可能减少假瘤复发，术后严密观察尿量及引流，术后第 1 日晨患者清醒后左下肢感觉肌力均无明显异常，术后第 3 天引流减少后拔除伤口引流继续给予加压包扎。术后 2 周拆线，伤口愈合良好，包块消失（图 5-2）。

三、病例分析

血友病出血可以发生在任何部位，四肢肌肉和负重关节出血最常见，但骨盆出血在血友病患者中并不多见。与四肢血友病性假瘤不同，骨盆或髂腰肌血友病性假瘤由于局部潜在空间较大，假瘤在发生发展的过程中常无明显的临床症状，待发现局部肿物时往往假瘤巨大，对于周围的组织器官造成较大的挤压移位等影响，在非正常解剖结构情况下进行假瘤切除风险巨大，且此类部位常常涉及泌尿外科、基本外科、血管科等多个科室，相关科室的会诊协作是非常必要的。

血友病性假瘤通常无明确的供血血管，且假瘤的形成为间断出血并逐渐增大，常常压迫周围组织，最终导致相应的临床表现，如压迫髂腰肌导致髋关节屈曲，压迫股神经导致股四头肌肌力减弱，压迫输尿管可以导致肾积水等。

血友病性假瘤在瘤腔内进行操作时是安全的，但由于长期的增生机化纤维化，假瘤囊壁较厚，边界与周围组织分界不清，有时假瘤有不同的层次，而其内侧则多光滑、韧厚，同时还常常伴有多个分隔。单从假瘤内侧进行清理封闭囊腔常常不能成功，完全的囊外正常组织间切除又会导致创伤增大、出血增多（主要为渗血），因此对于血友病性假瘤的切除需要把握好切除的边界，在分离"葱皮"的过程中既将皮革样囊壁切除，又不过度破坏周围正常组织、使其周围有轻度渗血的新鲜创面，这样在切除假瘤之后通过缝闭囊腔并加压包扎，使得创面可以自行粘连，避免再次出血导致假瘤复发。

假瘤切除关闭切口时需要放置引流，并于术后给予充足的凝血因子替代，减少局部渗出。术后局部用大的厚棉垫加压包扎，并维持 1～2 周，待空腔充分粘连后方可拆除。

四、诊治要点

对于此类患者，术前需要完善的术前影像学检查，同时请相关科室会诊，对于重要的毗邻脏器需要辨别其与假瘤的解剖关系，以及巨大假瘤切除术后导致的脏器移位复位对机体的影响。术中在充分补充凝血因子的基础上，尽可能严密止血，瘤腔内操作，减少巨大创面导致的渗血，瘤腔的闭合及术后加压包扎是假瘤是否复发的重要因素，术后需要给予充分的重视。

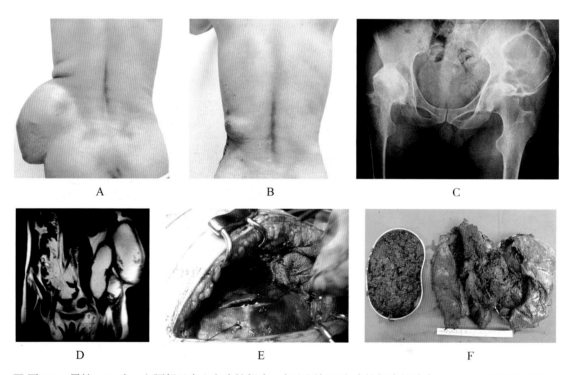

■ 图5-2 男性，51岁，左腰部巨大血友病性假瘤，行左腰部血友病性假瘤切除术。A～B，术前及术后患者大体像：术前可见患者左腰部可见巨大肿物，大小约20cm×20cm×10cm包块，表面局部可见青紫，术后包块消失，伤口愈合良好。C～D，术前骨盆X线片及冠状面核磁影像学：左侧髂腰部可见巨大包块，其内密度不均，有分隔。E～F，术中剥离显露假瘤囊壁，牵引线悬吊并切开囊壁减压，切下之囊壁及囊内陈旧性积血

（边焱焱）

参考文献

[1] Hedner U, Ginsburg D, Lusher JM, et al. Congenital Hemorrhagic Disorders: New Insights into the Pathophysiology and Treatment of Hemophilia [J]. Hematology Am Soc Hematol Educ Program, 2000, 241-265.

[2] Fernandez-Palazzi F, Hernandez SR, De Bosch NB, et al. Hematomas within the iliopsoas muscles in hemophilic patients: the Latin American experience [J]. Clin Orthop Relat Res, 1996, 328:19-24.

[3] Hermann G, Gilbert MS, Abdelwahab IF. Hemophilia: evaluation of musculoskeletal involvement with CT, sonography, and MR imaging [J]. AJR Am J Roentgenol, 1992, 158(1):119-123.

[4] Gilbert MS. The hemophilic pseudotumor [J]. Prog Clin Biol Res, 1990, 324:257-262.

[5] Horton DD, Pollay M, Wilson DA, et al. Cranial hemophilic pseudotumor. Case report [J]. J Neurosurg, 1993, 79(6):936-938.

[6] Ahuja SP, Sidonio R Jr, Raj AB, et al. Successful combination therapy of a proximal haemophilic pseudotumour with surgery, radiation and embolization in a child with mild haemophilia A [J]. Haemophilia, 2007, 13(2):209-212.

[7] Brant EE, Jordan HH. Radiologic aspects of hemophilic pseudotumors in bone [J]. Am J Roentgenol Radium Ther Nucl Med, 1972, 115(3):525-539.

[8] Valentino LA, Martinowitz U, Doolas A, et al. Surgical excision of a giant pelvic pseudotumour in a patient with haemophilia A [J]. Haemophilia, 2006, 12(5):541-544.

[9] Rodriguez-Merchan EC. Haemophilic cysts (pseudotumours) [J]. Haemophilia, 2002, 8(3): 393-401.

[10] Ahlberg AK. On the natural history of hemophilic pseudotumor [J]. J Bone Joint Surg Am, 1975, 57(8):1133-1136.

[11] Magallon M, Monteagudo J, Altisent C, et al. Hemophilic pseudotumor: multicenter experience over a 25-year period [J]. Am J Hematol, 1994, 45(2):103-108.

[12] van Ommeren JW, Mooren DW, Veth RP, et al. Pseudotumor occurring in hemophilia [J]. Arch Orthop Trauma Surg, 2000, 120(7-8):476-478.

[13] Shaheen S, Alasha E. Hemophilic pseudotumor of the distal parts of the radius and ulna. A case report [J]. J Bone Joint Surg Am, 2005, 87(11):2546-2549.

[14] Rodriguez-Merchan EC, Jimenez-Yuste V. The role of selective angiographic embolization of the musculo-skeletal system in haemophilia [J]. Haemophilia, 2009, 15(4):864-868.

[15] Gaary E, Gorlin JB, Jaramillo D. Pseudotumor and arthropathy in the knees of a hemophiliac [J]. Skeletal Radiol, 1996, 25(1):85-87.

第三节　血友病性假瘤切除＋异体骨板重建术

一、病例摘要

患者男性，37岁，因"右大腿肿物3年余，疼痛伴活动受限3个月"入院。患者2岁时确诊为"甲型血友病"，3年前右大腿下段出血后出现肿物，逐渐增大，外院确诊为血友病性假瘤并伴有骨质明显侵蚀。3个月前出现右膝关节疼痛活动受限，不能行走，遂入院拟手术。患者在全麻下行"右大腿血友病性假瘤刮除、骨折断端刮除植骨、同种异体股骨远端骨植入、可吸收螺钉内固定术"，术中经股直肌与股外侧肌间隙显露假瘤，并于其表面纵行切开，刮除大量凝血坏死组织，切除假瘤前方及外侧假包膜，并刮除骨折断端及股骨干表面肉芽组织，用磨钻将骨床新鲜化后，取同种异体股骨远端纵行劈开，并连同部分松质骨小粒植于断端，可吸收螺钉固定后，将假瘤残腔缝扎闭合，留置伤口引流管一根。术后给予局部加压包扎，石膏外固定保护 4 周，逐渐负重。术后 3 年随访假瘤未复发，植骨融合良好，患者恢复正常行走功能。

二、病例简介

患者男性，37 岁，因"右大腿肿物 3 年余，疼痛伴活动受限 3 个月"入院。患者 2 岁时因磕碰后出血不止确诊为甲型血友病，3 年前无明显诱因右大腿下段出血后出现肿物，并逐渐增大，外院诊断为"甲型血友病；血友病性假瘤"。给予对症、输全血治疗，症状缓解，后患者未予规律治疗，症状反复出现。3 个月前无明显诱因出现右膝关节疼痛活动受限，不能行走。拍 X 线片提示：右大腿下段血友病性假瘤形成，骨质明显受侵蚀，伴病理性骨折，建议手术治疗，为进一步治疗就诊我院。**入院查体**：患者扶双拐步入病房，右下肢不负重，右大腿较对侧肿胀，肌肉未见明显萎缩，右大腿中下 1/3 可见 15cm×8cm 大小质韧包块，与周围组织粘连，不易推动，轻触疼痛（图 5-3A～B）。**辅助检查**：右股骨正侧位 X 线片示右大腿中下段可见肿块影，边缘可见较连续高密度影，股骨干被侵蚀，骨皮质连续性中断（图 5-3C～D）。

术前准备及临床决策

患者甲型血友病史，右大腿血友病性假瘤形成，局部病理性骨折，考虑与此相关的因素可能有：

1. 血友病性假瘤控制不佳，局部出血对于骨干侵蚀，造成局部骨质强度降低，在此情况下轻微外力导致病理性骨折。

2. 手术过程中需尽可能减少对软组织损伤，避免过度剥离骨膜，以免影响局部血供，导致骨折段愈合不良。

3. 局部骨缺损较多，需充分植骨，必要时可采用同种异体骨结构性植骨。

4. 据以往经验，钢板固定会造成局部应力遮挡，且异物存在导致感染可能性增加，可采用可吸收螺钉固定，术后给予充分的保护。

血友病性假瘤在局部增大的同时会压迫周围组织，同时造成骨质破坏。此外，有作者研究表明血友病患者由于活动减少多合并骨质疏松，轻微外伤的情况下导致病理性骨折，此次处理需要在 3 个方面给予足够的重视：①血友病性假瘤的充分切除和清理，这是造成骨质破坏的主要原因；②骨折断端软组织的清理和骨床的充分准备，这是植骨促进骨折愈合的必要条件；③术后骨折断端的稳定，为骨折的愈合提供必要的环境。

手术过程

患者仰卧位，取右大腿前外侧原切口，依次切开皮肤、皮下组织，经股直肌与股外侧肌间隙进入，显露假瘤并沿假瘤表面钝性分离，探查见假瘤大小约 20cm×10cm×10cm，基底止于股骨干外侧，于假瘤表面纵行切开，见内部充满黄褐色豆渣样组织，彻底刮除假瘤内组织，用大量生理盐水冲洗。切除假瘤假包膜，刮除骨折断端及股骨干表面肉芽组织，用磨钻打磨骨折端及股骨干表面骨痂至表面渗血。取同种异体股骨远端长约 20cm，纵行劈开，取一半置于股骨干外侧，并于骨折线两端各用 2 枚可吸收螺钉固定，取 5 包同种异体松质骨粒并将剩余同种异体股骨远端骨咬碎后植于骨折断端（图 5-3E～G）。假瘤残腔用止血纱布包裹明胶海绵填塞，检查无活动性出血，清点敷料、器械无误，留置伤口引流管 1 根，逐层缝合切口。手术顺利，术中出血约 2200ml，术中输红细胞 4U、血浆 400ml。

术后处理

术后按照血液科会诊意见继续给予凝血因子替代，术后伤口加压包扎，2 天后将引流拔除继续给以加压包扎，避免局部血肿形成假瘤复发及伤口并发症。术后长腿石膏给予4周局部制动以提供外部稳定性。术后2周拆除伤口缝线。3个月内患肢免于负重，扶双拐辅助行走，经定期随访，局部骨质愈合良好，大腿局部未见明显肿大。3个月后弃拐可独立行走。术后3年随访骨折愈合良好（图5-3H～I）。

三、病例分析

血友病性假瘤在长骨如股骨周围形成时，对于骨干的侵蚀和压迫常常导致病理性骨折，而骨干骨折由于自身血供较差，本身就存在不愈合可能；在切除假瘤过程中对于周围软组织的破坏，导致骨折断端血供进一步减少；术中若未能充分使骨折断端加压且新鲜化，骨折不愈合的发生率将大大增加。因此对于血友病性假瘤导致的病理性骨折患者，其面临的挑战很多：如自身骨库的缺损、局部瘢痕形成、肉芽组织长入、骨折处结构性植骨的取舍等。

本例患者因血友病性假瘤导致股骨骨质破坏，在轻微外伤后出现股骨病理性骨折，血友病患者假瘤切除术后除了围术期有效的凝血因子替代、延长加压包扎外，术后康复训练也是影响手术效果的重要因素。本例患者骨折位于股骨中下段，手术及术后制动将导致膝关节功能明显受限，因此在可能的情况下，早期积极功能训练可以有效保留邻近关节的功能。此次手术为了避免内固定的潜在不良影响而使用了可吸收螺钉＋同种异体骨结构植骨的方式，术后采用了石膏外固定保护。

四、诊治要点

对于血友病性假瘤导致局部骨质破坏进而轻微外力所致的病理性骨折，临床上需要给予高度的重视，假瘤一旦形成，凝血因子的日常替代使用并不能够减少假瘤的缓慢进展，能够在假瘤发生的早期积极处理是最理想的；但如果已经发生骨折且经过多次手术，再次手术时一定要明确既往手术失败的原因，并采取针对性的处理才可能获得成功。其中围术期的凝血因子替代、假瘤彻底清理、骨床准备、植骨材料的获取和使用、有限内固定＋外固定辅助是重点。

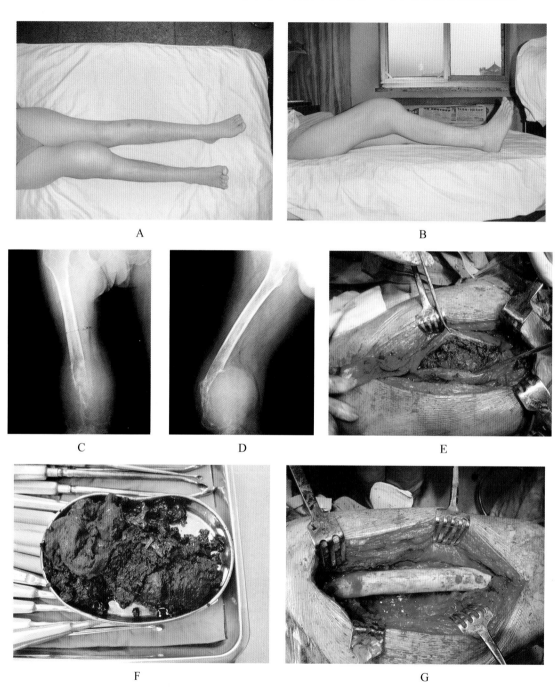

A

B

C

D

E

F

G

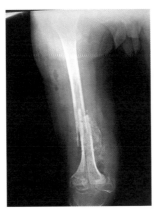
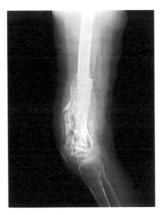

H　　　　　　　　　　　　I

图 5-3　男性，37 岁，右大腿血友病性假瘤伴股骨中下段病理性骨折，行右大腿血友病性假瘤刮除，骨折断端刮除植骨，同种异体股骨远端骨植入，可吸收螺钉内固定术。A ~ B，术前大体像可见右大腿中下段肿大。C ~ D，右股骨正侧位 X 线：右股骨干皮质不连续，局部可见皮质受侵蚀，软组织包块周缘可见高密度线性钙化影。E ~ G，术中切开假瘤包膜，刮除大量陈旧性机化血块，异体骨板结构性植骨。H ~ I，术后3 年复查股骨正侧位 X 线片后提示骨折愈合良好，股骨远端重塑

（边焱焱）

参考文献

[1] 黄晓辉，林达，陈浩，等．血友病性假肿瘤的影像特征 [J]．中华放射学杂志，2016, 50(12)：958-962．

[2] 李晔，翁习生，林进，等．血友病性骨关节病围手术期伤口并发症处理 [J]．中华骨与关节外科杂志，2015, 5:412-416．

[3] N Roushan, A Meysamie, M Managhchi, et al. Bone mineral density in hemophilia patients[J]. Indian J Hematol Blood Transfus, 2014, 30 (4):351-355．

[4] R L Rosenthal, J J Graham, E Selirio. Excision of pseudotumor with repair by bone graft of pathologicalfracture of femur in hemophilia[J]. J Bone Joint Surg AM, 1973, 55 (4):827-832．

第六章

血友病合并骨折的治疗

第一节　血友病合并股骨骨折的治疗

一、病例摘要

患者男性，33 岁，因"外伤致右大腿肿痛、畸形伴活动受限 8 个月"入院，入院诊断"右股骨干骨折假关节形成；右大腿血友病性假瘤；乙型血友病"。患者 10 年前确诊为"B 型血友病"，8 个月前摔伤就诊给予血浆输注，未行放射检查，7 个月前 X 线片发现右股骨中段陈旧性骨折，保守治疗后骨折断端分离移位成角畸形，根据当时暴力情况（摔伤），结合 3 年前患者大腿中段即存在包块，推测右股骨中段本身存在血友病性假瘤，由于假瘤局部压迫导致骨质吸收，股骨局部薄弱，在轻微外力作用下出现病理性骨折，在此种情况下由于临床症状不突出，患者未及时处理，骨折断端吸收，骨折不愈合，假关节形成。入院后完善相关检查后，首先进行假瘤切除、骨折复位并使用坚强内固定，同时对于骨缺损进行植骨，由于血友病本身骨折愈合能力不佳，同时断端骨质吸收明显，新鲜化后缺损较多，故考虑取自体髂骨＋异体骨植骨术，术后恢复顺利。

二、病例简介

患者男性，33 岁，因"外伤致右大腿肿痛、畸形伴活动受限 8 个月"入院。患者 10 年前于外院诊断为"B 型血友病"。3 年前出现右大腿包块，未重视。8 个月前摔伤右大腿，当时右大腿明显肿痛，伴右下肢活动不能。伤后由家属送至当地医院，给予血浆输注治疗，具体用量不详，未行放射检查。随后 1 个月右大腿疼痛逐渐减轻，但右大腿外侧逐渐出现一大小约 30cm×30cm 的肿块，压之无痛、不动、质韧，并可见右大腿中段明显成角畸形。7 个月前患者行 X 线片检查提示：右股骨中段陈旧性骨折，建议保守治疗。3 个月前复查见骨折断端分离、移位、成角畸形明显，遂于 1 个月前求诊于我院，拟行手术治疗。**入院查体**：轮椅入室，右大腿中段内、外侧分别见大小约 10cm×10cm 及 30cm×30cm 的质韧包块，表面皮肤温度、颜色与周围无异，压之无痛，按之无动；右大腿前方可见明显成角畸形，局部深压痛明显。右髋关节主、被动活动明显受限，右膝关节主动屈伸明显受限，被动屈伸活动尚可；右踝关节活动未见明显异常。皮肤感觉功能正常；右下肢肌力、肌张力未查，余肢体肌力、肌张力尚可，活动自如。**辅助检查**：右股骨正侧位 X 线片：右股骨中段皮质连续性中断，骨折断端吸收明显，严重骨质疏松，可见软组织肿块影（图 6-1）。

术前准备及临床决策

患者因血友病外伤后出现右大腿肿物及股骨中段骨折不愈合，根据当时暴力情况（摔伤），结合 3 年前患者大腿中段即存在包块，推测右股骨中段本身存在血友病性假瘤，由于假瘤局部压迫导致骨质吸收，股骨局部薄弱，在轻微外力作用下出现病理性骨折，在此种情况下由于临床症状不突出，患者未及时处理，骨折断端吸收，骨折不愈合，假关节形成。此次手术术前需完善凝血相关检测，并根据患者对凝血替代物的反应及手术的创伤大小，制订相应的围术期凝血替代治疗方案，患者为乙型血友病，且患处在右大腿，属于非重要部位，在考虑到凝血酶原复合物替代过程中可能导致的血栓风险，可以适当降低替代剂量，术后以物理加压包扎的方式来补偿可能的出血风险；此外，需要进一步完善相关的影像学检查，明确假瘤的毗邻关系及局部情况，以进一步制订手术方案。

在凝血因子替代下手术治疗，首先进行假瘤切除、骨折复位并使用坚强内固定，同时对于骨缺损进行植骨，由于血友病本身骨折愈合能力不佳，同时断端骨质吸收明显，新鲜化后缺损较多，故考虑取自体髂骨＋异体骨植骨术。术后延缓患肢负重时间。

手术过程

患者左侧卧位、右侧在上。以右股骨大转子为起点，向远侧做右股外侧纵向切口，逐层切开皮肤、皮下、浅筋膜，切开阔筋膜。首先触及右大腿外侧炎性假瘤，以其为标志，钝性分离股外侧肌，显露瘤体外层假膜，切开已纤维化假膜组织，从中清出深褐色豆沙样组织约300ml。然后将外层假膜牵起，在其外表面分离正常肌组织，将其完整切除。切除后即可见骨折假关节，予以清理表面瘢痕组织后见骨折断端已硬化封闭，骨质疏松明显，大部分仅余外侧皮质，内侧大部皮质已被吸收。予刮除并咬除表面硬化少许骨组织，以髂前上棘、髌骨、足部为力线标志以避免旋转畸形，做骨折端的大体复位。复位后，取14孔股骨近端解剖锁定接骨板，置于股骨后外侧，固定钳临时固定，见接骨板贴附良好。透视下打入近端股骨颈螺钉导针，并拧入2枚 ϕ6.5mm 锁定螺钉。然后再交替骨折端两侧钻孔、测深，拧入合适长度锁定螺钉。去除临时固定钳，再次透视下见复位满意，固定物位置理想。沿右髂嵴处做切口，切除取自体髂骨块，依照骨折端骨缺损形状修剪成合适骨块，镶嵌于骨折端，可吸收线环扎固定。再取同种异体松质骨条做骨折周围植骨。以1-0抗菌微乔线于原假瘤残腔内做环形缝合以充分封闭囊腔，然后逐层缝合切口。右大腿适度加压包扎。手术虽有困难但术中顺利，出血量约2000ml，术中自体血回输约254ml，输红细胞6U、血浆400ml。

术后处理

术后按照血液科会诊意见继续给予凝血因子替代，同时监测患者凝血时间及局部肿胀情况，患者术后2周伤口局部仍有少量淡黄色液体渗出，切口近端约 0.5cm 愈合不良，右股内侧肌内触及苹果人小质韧肿物，右髋关节主动、被动活动以及右膝关节主动屈伸较术前明显改善，患者体温不高，考虑局部伤口愈合不良与异体骨植骨反应有关，给予局部应用持续负压引流，换药观察切口，待其自愈后出院。3 个月内患肢免于负重，扶双拐辅助行走，术后定期随访植骨融合骨折愈合良好，末次随访可完全自主负重行走。

三、病例分析

血友病患者骨折的风险包括长期活动量减少导致的骨质疏松、肌肉萎缩，以及由于血友病性假瘤导致的局部骨质破坏，进而在轻微外伤后出现病理性骨折。骨折的一般表现为局部疼痛、肿胀和功能障碍，**但在血友病患者，尤其是局部反复出血者，骨折后疼痛及功能障碍较伤前变化可不明显，往往容易漏诊，X 线片检查极为重要。**该患者就由于术前局部出血导致骨折后症状不明显，进而未能及时确诊治疗。

该患者出血及假瘤的形成位于骨组织旁，是由于骨膜下出血将骨膜从骨质上剥离，进而刺激导致向外或向内的新骨形成，使累及的骨质进一步破坏。有学者认为假瘤一经诊断，应在其较小时切除，此时容易切除。许多研究表明，早期企图通过凝血因子替代的方法控制假瘤生长是无效的。完全切除是治愈的方法，如果不能完全切除，就应尽量切除。该患者由于未能有效控制假瘤的生长导致局部骨质吸收破坏，进而病理性骨折，此时手术的首要任务是切除局部假瘤，稳定骨折。术中由于骨折断端骨吸收、髓腔封闭，对位、对线均无明显参考，处理时需要根据大体解剖来进行；在处理骨折端时需要充分新鲜化，并内用固定坚强固定，缺损骨质需植骨处理，由于血友病患者常常同时合并有严重骨质疏松，内固定选择及应用方面需要充分考虑到此类患者特点，髓内钉在生物力学、对局部血供破坏及促进骨折愈合方面存在优势，但该患者局部髓腔封闭，且骨缺损较大，术中操作难度大，我们遂改用锁定钢板内固定，长钢板大跨度，同时为了防止内固定松动在股骨颈内置钉。同时根据术中情况，指导患者术后负重保护。

血友病患者骨折内固定后应尽早进行系统合理的功能锻炼，不仅能维持机体正常的生理功能水平、加快骨折愈合、防止毗邻未受伤关节的功能障碍，更重要的是可以防止因肌肉粘连、关节僵硬及肌肉萎缩所引起的受伤关节的永久性功能障碍，最大程度地恢复患者的肢体功能，预防肢体失用性萎缩及关节挛缩。

四、诊治要点

该乙型血友病患者的治疗中有以下几点需要注意：①围术期需要凝血酶原复合物替代治疗，由于凝血酶原复合物的补充可能造成血栓的风险，在权衡出血及血栓利弊的情况下，尽可能减少其替代剂量及疗程，而以物理压迫和物理预防深静脉血栓（DVT）为主；②患肢短缩，对位、对线术中需要在进行重建时设计，可根据膝关节及踝关节的相对位置及对侧肢体的长度来决定；③对局部血友病性假瘤的彻底切除及植骨区域的新鲜化非常重要；④根据骨缺损的情况决定植骨材料的获得，以自体骨为佳，在需要结构性植骨或自体骨量有限的情况下可考虑异体骨干；⑤内固定的选择需要考虑到患者本身的骨质条件以及骨折重建后局部的应力分布，采取合理的置钉策略。

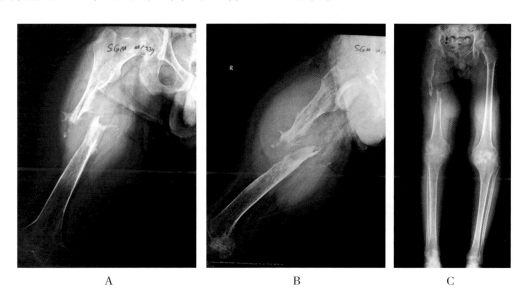

A　　　　　　　　　　　B　　　　　　　　　　　C

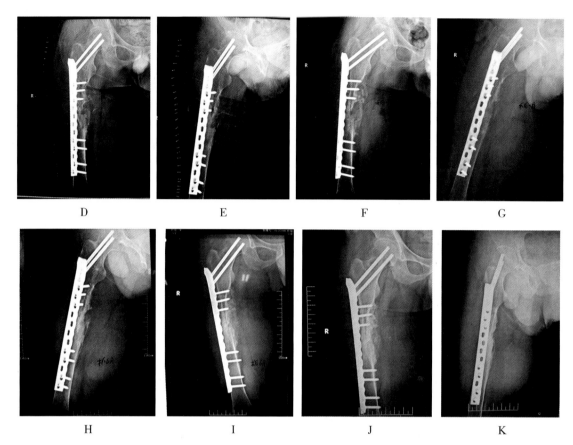

D E F G

H I J K

■ 图6-1 男性，33岁，右大腿血友病性假瘤伴右股骨干骨折假关节形成，行"右大腿外侧假瘤切除、右股骨干骨折复位内固定、自体髂骨＋异体骨植骨术"。A～C，术前右股骨正侧位X线片及双下肢全长X线片，可见右股骨中段局部软组织包块影，骨质破坏，断端变细且分离移位成角畸形，右下肢较左侧明显变短。D～E，术后即刻右股骨正侧位X线片，可见骨折复位良好，骨折端之间骨质填充满意，内固定在位，股骨外侧软组包块消失。F～G，术后1个月右股骨正侧位X线片，提示骨折断端可见骨痂生长，内固定位置良好。H～I，术后6个月右股骨正侧位X线片见骨痂进一步生长，骨折愈合，内固定位置良好。J～K，术后15个月见骨折愈合并已发生骨重塑，内固定位置良好

（边焱焱 张保中）

参考文献

[1] 李晔，翁习生，林进，等. 血友病性骨关节病围手术期伤口并发症处理 [J]. 中华骨与关节外科杂志，2015,5:412-416.

[2] N Roushan, A Meysamie, M Managhchi, et al. Bone mineral density in hemophilia patients[J]. Indian J Hematol Blood Transfus, 2014, 30 (4):351-355.

[3] R L Rosenthal, J J Graham, E Selirio. Excision of pseudotumor with repair by bone graft of pathological fracture of femur in hemophilia [J]. J Bone Joint Surg Am, 1973, 55 (4):827-832.

第二节　血友病合并跟骨骨折的治疗

一、病例摘要

患者男性，32 岁，因诊断"甲型血友病 31 年，左足外伤后疼痛半个月"入院。诊断"左跟骨骨折，甲型血友病"。患者左足跟腱挛缩、跟腱止点跟骨游离、骨质疏松，无法行内固定。在凝血因子Ⅷ替代治疗下，将跟腱延长编织缝合后，使用导引器将编织线穿至足底侧打结固定。术后 X 线片提示骨折复位满意。术后石膏托中立位固定 6 周，拆石膏后拆去足底纽扣。术后患者伤口愈合良好，正在康复训练中，患足已可全脚掌着地。

二、病例简介

患者男性，32 岁，因诊断"甲型血友病 31 年，左足外伤后疼痛半个月"入院。患者 31 年前无明显诱因出现皮下出血，在当地医院诊断"甲型血友病"，后间断出现下肢关节、皮下、肌肉出血，当地医院予输注血浆、凝血因子Ⅷ对症治疗，出血可缓解。7年前曾出现左小腿后方出血，肌肉内形成一包块，后局部变硬，左踝屈伸活动受限，平时呈稍跖屈状。半个月前患者摔伤左足，当时左足前部突然受力，左足跟部即刻出现较剧烈疼痛，左踝关节因疼痛活动明显受限，就诊于当地医院，查踝关节正侧位X线片提示左跟骨骨折，现为行手术治疗入院。**入院查体**：体重70kg，左足肿胀明显，足背、足跟部可见淤青，足跟处小范围皮肤擦伤，已结痂，左足呈跖屈位。左小腿后方可触及一大小约10cm×10cm×4cm肿物，质硬，边界尚清，无触痛。左足跟部可触及一游离骨块，触痛明显。腓肠肌挤压试验（+）。左踝关节跖屈、背伸活动受限。双侧足背动脉可触及，皮肤感觉正常。**辅助检查**：外院左踝关节侧位X线片示左足跟骨骨折（图6-2A）。

术前准备

患者入院后完善常规检查，拟行跟腱延长、跟骨骨折切开复位内固定。按照血液内科会诊意见完成凝血因子预试验，根据手术创伤及术后康复计划，制订围术期凝血因子Ⅷ替代治疗方案（中等手术）。

预试验结果：

	即刻	1h	3h	8h	12h	24h
FⅧ活性（%）	7.1	75	58.8	46.7	40.8	23.3
APTT（s）	55.8	32.4	33.4	34.7	37	42.2
FⅧ抑制物	—	—	—	—	—	0

根据预试验结果，制订围术期替代治疗方案如下：

1. 手术当日、术后第1天：Ⅷ浓缩物2100U，q12h，静脉滴注（首剂于手术前即刻）。

2. 术后第 2~3 天：Ⅷ浓缩物 1800U，q12h，静脉滴注。

3. 术后第 4~5 天：Ⅷ浓缩物 1500U，q12h，静脉滴注。

4. 术后第 6 天及以后：根据有无出血情况酌情决定是否替代，如需替代可予Ⅷ浓缩物 900U，qd，静脉滴注（实际用至术后第 5 天停药，术后 14 天拆线前临时用Ⅷ浓缩物 900U，静脉滴注）。

术后第 1 天及术后第 5 天复查 FⅧ活性剂抑制物，隔日监测 Hb 及 APTT，如出血加重请查 APTT 血浆纠正试验。

手术过程

术前 30 分钟静脉输入凝血因子Ⅷ。手术取左踝关节外侧后方沿跟腱纵向切口，术中见跟腱萎缩、变细，跟腱止点处跟骨游离，骨质较差，无法行内固定。Z 形切断跟腱，切开后方关节囊，松解踝关节，背伸踝关节接近中立位。使用 2# 编织线在远端跟腱行编织缝合，使用导引器将编织线穿至足底侧，在两层胶皮和扣子外打结固定。维持踝关节中立位，缝合延长跟腱（图 6-2B~D）。留置引流管后缝合创口，加压包扎。手术顺利，术中出血少量，未输血。

术后处理

术后按照血液科会诊意见予凝血因子Ⅷ替代治疗。术后 3 天拔除引流管并予足托帮助固定踝关节至中立位。定期换药观察伤口愈合情况和足底扣子压迫皮肤情况。术后 14 天拆线出院。石膏托中立位固定 6 周。拆石膏同时拆去足底纽扣。伤口愈合良好，正在康复训练中，患足已可全脚掌着地。

三、病例分析

血友病是一类 X 染色体连锁隐性遗传的凝血机制障碍疾病，表现为深部组织反复、自发性出血，常导致肌肉软组织出血，临床表现为反复出现肌肉关节疼痛、血肿及继发的关节挛缩。小腿三头肌最常受累，引起腓肠肌及比目鱼肌挛缩并继发跟腱挛缩，并引起马蹄足畸形。当患足受到巨大背伸作用力、超过跟腱强度时可发生跟腱断裂。但此类患足常处于失用状态，跟骨发育弱小并伴有失用性骨质疏松，因此骨性强度有时弱于跟腱的强度，故此时可发生跟骨后结节鸟嘴样骨折。本例病史长，患马蹄足畸形，合并跟骨骨质疏松。在外力作用下，跟骨先于跟腱发生损伤，呈现出典型的跟骨后结节鸟嘴样撕脱骨折并显著移位。因此，本例适合一期解决骨折和跟腱挛缩两个问题，延长跟腱，使骨折块可在踝关节中立位复位并固定，恢复正常行走功能。

四、诊治要点

1. 血友病性跟腱挛缩合并跟骨撕脱骨折的治疗选择

矫正畸形的方法主要包括：腓肠肌腱膜松解、跟腱 Z 形延长、外固定器牵拉矫形。

腓肠肌腱膜松解只限于病变早期单纯腱膜挛缩导致的马蹄足畸形，具有微创的特点，但仍需配合标准的替代治疗方案。

切开跟腱延长是最常采用的治疗方法，因此类患者大多发病时间较长，关节囊、其他腱性组织挛缩重，单纯 Z 形延长切开跟腱往往无法达到满意的延长效果，因此需要辅以胫距关节后关节囊松解，并根据前足畸形特点辅助趾屈伸肌腱松解或延长。

外固定是利用牵张原理，通过胫骨及足部的外固定环及可调延长或收缩杆组成系统，通过每日不断牵拉，使关节逐步恢复生理位置。外固定牵张创伤轻，无凝血因子替代治疗时每日牵张所致自发出血并未显著增加，因此是一种较为安全的方法，但存在治疗周期长、依从性差、针道感染等潜在问题。

2．手术设计

本例患者即存在跟腱挛缩，又发生急性骨折，因此治疗上应兼顾二者的需求。手术方案设计为先行跟腱 Z 形延长，Z 形两臂应适当加长，继续松解后关节囊，使踝关节置于中立位。此时复位后结节撕脱骨块，固定可靠后，侧侧缝合 Z 形两臂，恢复跟腱连续性。

3．手术难点

首先，跟腱延长的范围。此例跟腱止点连同后结节撕脱。在 X 线片上骨折块很大，但切开后发现，因存在失用性骨质疏松，骨折块极度粉碎。此时行 Z 形延长，跟腱止点侧应距离止点至少 1cm 以上，这样跟腱止点和骨块才能保持相对完整，避免分崩离析。

其次，骨折块的固定。松解后关节囊后，踝关节应能轻松置于中立位。此时将跟腱远端部分连同跟骨骨折块轻柔地复位。此时因骨块粉碎，无法用缝合锚钉、挤压螺钉等方式固定，只能在临时固定后先无张力吻合跟腱，再用 2# 不吸收缝线在跟腱编织缝合后将两端分别用带针鼻导引针穿过跟骨并穿出足底，最后收紧缝线，确认中立位骨折块复位后打结固定（为防治压迫皮肤，可用胶皮垫和扣子）。骨块较大，一组缝线无法充分固定时，可在跟腱止点内外侧用两组缝线固定。

第三，伤口处理。此类患者术前局部皮肤挛缩，切开后维持中立位时，皮肤张力高、弹性差，关闭切口后易发生伤口裂开、皮缘坏死、感染等并发症。因此应采取适当松解、弧形切口、适减张切口、跟腱外侧切口（注意避免损伤腓肠神经）等方法，保证中立位时可关闭切口。如张力过高，可在上述措施的基础上一期使用负压封闭引流技术（Vacuum Sealing drainage，VSD），促进创面肉芽生长，保证伤口安全。

第四，术后需要用短腿石膏固定踝关节于中立位，时间为 6 ~ 8 周，保证骨折愈合。术后早期可采取石膏后托，便于换药并观察伤口愈合情况。伤口稳定并拆线后可用管型石膏或者跟腱靴。后者利于术者观察伤口，患者可洗脚并早期部分负重行走。如条件允许推荐使用跟腱靴。术后 8 周给予一次Ⅷ因子替代并彻底消毒后牵拉缝线，齐根剪断后任其回缩。

第五，术后康复。拆去扣子后即可开始部分负重训练。术后 3 ~ 4 个月逐步过渡到完全负重。同时给予抗骨质疏松治疗。

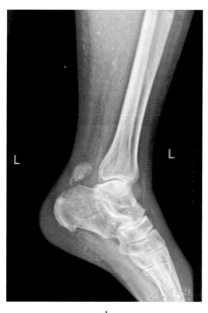

A

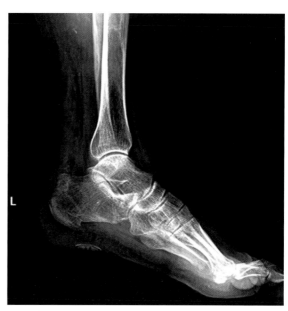

B

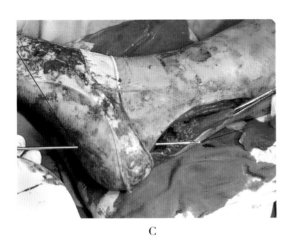
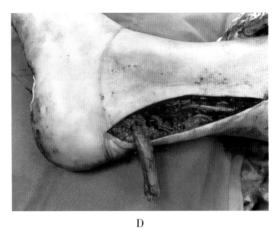

C　　　　　　　　　　　　D

■图6-2　男性，32岁，甲型血友病，跟腱挛缩多年。外伤后足跟疼痛伴活动受限半个月。X线片提示"跟骨后结节大块撕脱骨折"。A，左踝关节侧位X线片提示跟骨骨折；B，术后X线片显示骨折块复位满意，踝关节可达中立位；C，术中使用2#编织线在远端跟腱行编织缝合，使用导引器将编织线穿至足底侧；D，在两层胶皮和扣子外打结固定，维持踝关节中立位，缝合延长跟腱

（高　鹏）

参考文献

[1] Samantha CM. Prothrombin complex concentrates: a brief review [J]. Eur J Anaesthesiol, 2008, 25(10):784-789.

[2] Forsyth AL, Giangrande P, Hay CR. Difficult clinical challenges in haemophilia: international experiential perspectives[J]. Haemophilia, 2012, 18 Suppl 5:39-45.

[3] 丁秋兰，王学锋，王鸿利，等. 血友病A的替代治疗[J]. 临床血液学杂志，2010, 23(1): 51-52.

[4] 高增鑫，邱贵兴，翁习生，等. 关节成形术治疗血友病性关节病[J]. 中华外科杂志，2008, 46(11):809-812.

[5] 李其一，郭文娟，仉建国. 血友病乙患者脊柱后凸矫形手术围手术期处理[J]. 中国骨与关节外科，2011, 4(3):256-260.

[6] 焦丽华, 代旭兰, 刘文芳. 凝血酶原复合物的制备及其临床应用进展 [J]. 中国输血杂志, 2008, 21(9):737-741.

[7] Pasta G, Forsyth A, Merchan CR, et al. Orthopaedic management of haemophilia arthropathy of the ankle [J]. Haemophilia, 2008, 14 Suppl 3:170-176.

[8] Hahn ME, Wright ES, Segal AD, et al. Comparative gait analysis of ankle arthrodesis and arthroplasty: initial fi ndings of a prospective study [J]. Foot Ankle Int, 2012, 33(4):282-289.

[9] Gamble JG, Bellah J, Rinsky LA, et al. Arthropathy of the ankle in haemophilia [J]. J Bone Joint Surg (Am), 1991, 73(7):1008-1015.

[10] Panotopoulos J, Hanslik-Schnabel B, Wanivenhaus A, et al. Outcome of surgical concepts in haemophilic arthropathy of the hindfoot [J]. Haemophilia, 2005, 11(5):468-471.

[11] Van Meegeren ME, Van Veghel K, De Kleijn P, et al. Joint distraction results in clinical and structural improvement of haemophilic ankle arthropathy: a series of three cases [J]. Haemophilia, 2012, 18(5):810-817.

[12] Bossard D, Carrillon Y, Stieltjes N, et al. Management of haemophilic arthropathy [J]. Haemophilia, 2008, 14 Suppl 4:11-19.

[13] Chen L, Greisberg J. Achilles lengthening procedures [J]. Foot Ankle Clin, 2009, 14(4): 627-37.

[14] Stauff MP, Kilgore WB, Joyner PW, et al. Functional outcome after percutaneous tendo-Achilles lengthening [J]. Foot Ankle Surg, 2011, 17(1):29-32.

[15] Costa ML, Donell ST, Tucker K. The long-term outcome of tendon lengthening for chronic Achilles tendon pain [J]. Foot Ankle Int, 2006, 27(9):672-676.

[16] Schweinberger MH, Roukis TS. Surgical correction of soft-tissue ankle equinus contracture [J]. Clin Podiatr Med Surg, 2008, 25(4):571-585.

[17] 张群, 王岩, 梁雨田, 等. 跟腱挛缩的微创治疗 [J]. 中国骨伤, 2005, 18(8):452-453.

[18] 吴焱秋, 柴家科, 杨润功, 等. 骨外固定牵引架联合跟腱延长矫治重度瘢痕性跟腱挛缩畸

形 [J]. 中国美容医学 , 2009, 18(8):1068-1079.

[19] Rodriguez-Merchan EC. Orthopaedic surgery of haemophilia in the 21st century: an overview [J]. Haemophilia, 2002, 8(3):360-368.

第三节　血友病合并股骨陈旧性骨折畸形的治疗

一、病例摘要

患者男性，18 岁，因诊断"甲型血友病 18 年，外伤后左膝关节疼痛、活动受限、畸形逐渐加重 3 年余"入院，患者左膝畸形为左侧股骨髁上陈旧性骨折畸形愈合导致，而左膝关节本身关节间隙尚可，考虑到患者年龄及左膝关节情况，决定采用截骨矫形的方法恢复下肢力线，纠正关节功能，遂采取"左股骨髁上截骨矫形、自体腓骨＋异体骨打压植骨、可吸收螺钉内固定术"。术后随访，患者恢复顺利，骨折愈合，左膝关节经康复训练后功能良好。

二、病例简介

患者男性，18 岁，因诊断"甲型血友病 18 年，外伤后左膝关节疼痛、活动受限、畸形逐渐加重 3 年余"入院。患者自幼发现轻微外伤后出血倾向，经当地医院确诊为"甲型血友病"。3 年前，患者左膝外伤后出现疼痛、活动受限，休息后症状减轻，但一直未能完全缓解，之后症状反复，劳累后加重，在当地医院给予补充凝血因子并石膏固定，治疗效果不佳，左膝关节疼痛、活动受限症状逐渐加重，并出现左膝屈曲外翻畸形，左膝 X 线片提示左膝关节间隙狭窄、骨质疏松、左股骨远端屈曲外翻畸形，可见一模糊骨折线。患者为求进一步治疗来我院，门诊以"左股骨陈旧性骨折畸形愈合、甲型血友病"收入院。**入院查体**：跛行入室，左膝关节屈曲（30°）外翻（15°）畸形，左膝关节活动度：屈曲 95°，伸直 30°。左下肢较右下肢短缩 3cm，左髋活动度基本正常，左踝关节活动受限，活动度约 20°，背伸可达 90°，右膝和右踝关节活动度基本正常。**辅助检查**：左膝正侧位 X 线片：左膝关节间隙狭窄、骨质疏松，左股骨远端屈曲外翻畸形，可见一模糊骨折线（图 6-3）。

术前准备及临床决策

术前完善患者凝血功能检查，并根据凝血因子替代预试验结果补充围术期凝血因子，根据患者术前 X 线片表现：左股骨远端可见模糊骨折线，且患者存在局部疼痛症状，结合既往血友病患者骨折出血导致局部血肿形成继发假瘤进而骨折延迟愈合、不愈合的经验，不除外该患者局部骨折畸形且为纤维瘢痕愈合，需术中进行进一步探查，患者目前左膝关节间隙略窄，尚未发生明显破坏，故手术以纠正畸形、恢复下肢力线、稳定骨折、促进愈合为主。

手术过程

患者仰卧位，先行左腓骨取骨，沿左腓骨小头与外踝连线中段做切口，切开皮肤、皮下、深筋膜，保护腓浅神经皮支，将腓骨长短肌牵向前，沿左后和外侧肌间隔暴露至腓骨，骨膜下剥离暴露腓骨中段，以线锯截取长约 12cm 用湿纱布包裹备用。切口深层放置引流片 1 根，分层关闭切口，加压包扎后松止血带。再取左大腿远端内侧切口，切开皮肤、皮下、深筋膜，钝性劈开股内侧肌，暴露股骨下端，术中见股骨髁后方大量陈旧性机化血肿，约 300ml，彻底清除血肿及局部增生肉芽组织，可见股骨髁及干骺端骨质严重破坏，仅剩下前方薄层骨壳，股骨髁上可见陈旧性不完全骨折线，局部骨质畸形愈合呈屈曲外翻畸形。彻底清理骨壳内表面的纤维增生组织，暴露新鲜渗血骨面，沿畸形愈合处钻孔并以骨刀截骨，调整截骨两端对位，矫正屈曲外翻畸形并使下肢力线恢复正常，将取下之自体腓骨作为结构性支撑置于股骨截骨远端后侧，并以持骨钳维持固定，以 3 枚可吸收皮质骨螺钉、1 枚可吸收松质骨螺钉固定腓骨和截骨两端，检查截骨两端与腓骨植骨固定满意，局部畸形和下肢力线矫正满意，取异体松质骨颗粒和骨条植于截骨后方空壳内，检查无活动性出血和渗血后置橡皮引流条 1 根，分层关闭切口并加压包扎，用长腿石膏前后托固定左下肢，术毕查左足背动脉搏动和足趾感觉活动满意。手术顺利，出血约 1600ml，输 RBC 5U。

术后处理

术后按照血液科会诊意见继续给予凝血因子替代，石膏支具保护患肢，术后 2 周拆除伤口缝线，4 周后拆除石膏支具给予主被动康复训练，促进左膝关节功能康复，3 个月内患肢免于负重，扶双拐辅助行走。术后定期随访，患者骨折愈合，左膝功能恢复。

三、病例分析

该患者由于血友病出血且合并外伤导致股骨局部病理性骨折，保守治疗后邻近关节由于受累导致功能异常，X 线片提示左膝关节间隙尚好，膝关节屈曲外翻畸形原因在于股骨髁上骨折后畸形愈合，因此在治疗方面首先考虑截骨矫形，不考虑关节置换。由于骨折局部骨缺损较多，矫形后可能存在患肢短缩，因此需要采用结构性植骨，故术中采用自体腓骨移植，同时采用异体松质骨打压植骨，以获得足够骨储备，为截骨矫形术后骨愈合及将来可能进行人工膝关节置换做好准备。

四、诊治要点

该患者既往外伤后出现股骨髁上外翻畸形愈合，导致下肢力线不良，继而影响左膝关节功能，该患者局部股骨髁外翻后滚比较明显，X线片提示局部骨折断端骨质吸收萎缩，处理时需充分清理局部可能存在瘢痕组织，骨折断端新鲜化，纠正力线及短缩的同时，局部给予结构性植骨及同种异体骨打压植骨，并给予坚强固定，术后在维持骨折端稳定的前提下，注意膝关节屈伸功能，避免长期制动导致的膝关节僵直，术后负重时间延长，以利于骨折充分愈合。

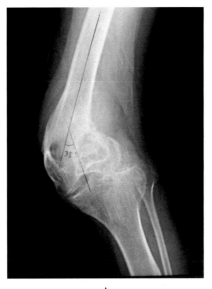

A

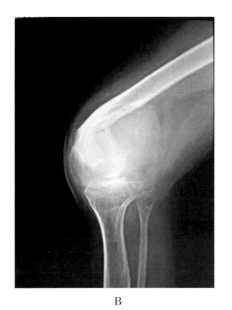

B

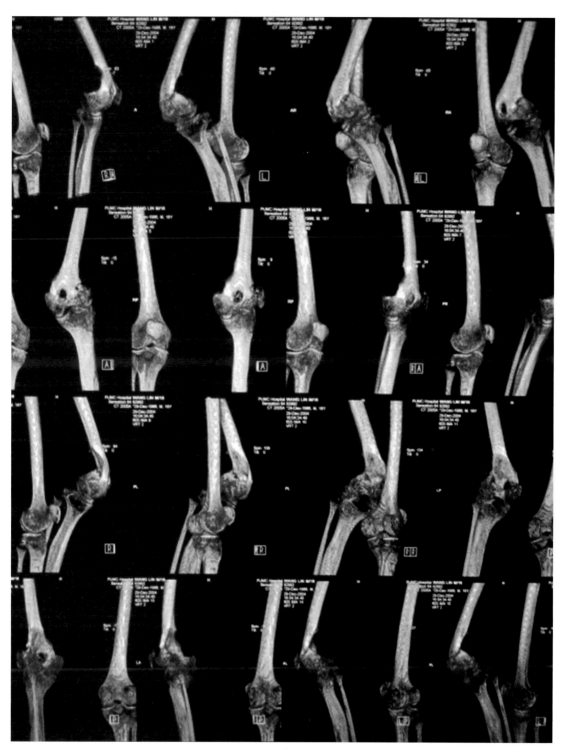

C

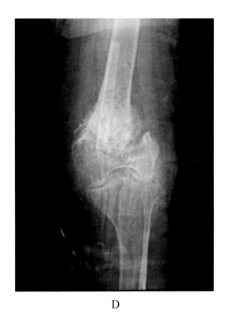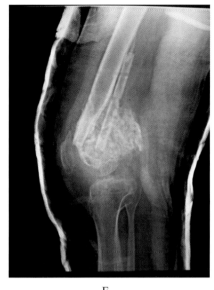

D   E

图 6-3　患者男性，18 岁，左膝屈曲外翻畸形，左侧股骨髁上陈旧性骨折伴畸形愈合，行"左股骨髁上截骨矫形、自体腓骨＋异体骨打压植骨、可吸收螺钉内固定术"。A～B，术前左膝正侧位 X 线片提示膝关节外翻畸形主要位于股骨髁上，局部可见陈旧骨折线，股骨髁远端同时伴有明显后倾，左膝关节间隙狭窄、骨质疏松。C，术前三维 CT 重建可见股骨髁远端畸形愈合，局部骨质缺损明显。D～E，左股骨髁上截骨矫形植骨术后，可见股骨对位、对线恢复，局部可见自体腓骨及大量松质骨打压植骨，左下肢石膏支具制动保护

（边焱焱）

参考文献

[1] 丁秋兰，王学锋，王鸿利，等．血友病诊断和治疗的专家共识：血友病的规范化诊断 [J]. 临床血液学杂志，2010, 1:49-51.

[2] 李晔，翁习生，林进，等．血友病性骨关节病围手术期伤口并发症处理 [J]. 中华骨与关节外科杂志，2015, 5:412-416.

[3] 冯宾，翁习生，林进，等．全膝关节置换术治疗甲型血友病膝关节病变的疗效分析 [J]. 中华骨科杂志，2010, 30 (4):363-368.

[4] 何超，刘茂林，张华文．血友病性骨关节病影像学表现 (附 20 例分析)[J]. 实用放射学杂志，2009, 25 (9):1294-1296.

第七章

血友病合并脊柱畸形的
手术治疗

一、病例摘要

患者男性，12 岁，因"发现背部不平进行性加重 2 年"入院。既往 2 年前行"包皮环切术"时诊断为"乙型血友病"。入院 X 线片检查提示"L$_2$ 椎体前方发育不良，胸腰段脊柱后凸 60°"，畸形严重且进行性进展，具有手术指征。本例患者需行后路一期全脊椎切除、脊柱后凸矫形内固定植骨融合术，手术操作与非血友病患者相同。但围术期处理，尤其是凝血因子的替代治疗非常重要。尤其是对乙型血友病而言，国内无纯化的 FIX 制剂，只能采用人凝血酶原复合物来进行替代治疗。人凝血酶原复合物易导致凝血功能亢进，导致深静脉血栓、肺栓塞等严重并发症，补充不足则可能导致出血、血肿以及感染等。本例患者就因围术期出现血肿导致脊髓压迫，因此血友病患者的手术治疗和围术期处理较非血友病患者要困难得多。

二、病例简介

患者男性，12 岁，因"发现背部不平进行性加重 2 年"入院。2 年前患者家属无明显诱因发现患者背部不平，不伴皮肤色素沉着、视力下降、肢体无力等症状，初未予诊治。后畸形呈进行性发展，至当地医院检查提示"先天性脊柱后凸"，患者为求诊治来我院，门诊诊断为"先天性脊柱后凸"，有手术指征，为行手术治疗入院。**入院查体**：胸腰段脊柱可见明显后凸畸形，形成隆起约 3cm。四肢等长、等粗。躯干以及四肢神经系统查体未见异常。**辅助检查**：全脊柱正侧位 X 线片：L$_2$ 椎体前方发育不良，胸腰段脊柱后凸 60°（图 7-1A ~ B）。

术前讨论及临床决策

术前常规化验以及检查：FIX活性为2%。术前胸片、心电图、超声心动图、肝胆胰脾双肾超声、双下肢深静脉超声以及脊髓MRI检查未及异常。

血液科会诊意见：术前12小时开始予人凝血酶原复合物1200U，q12h，连用2~3天，如出血量大，及时加用，维持FIX活性60%以上。如无明显出血倾向，术后第4天改为800U，q12h，连用2~3天；再减为400U，q12h，连用2~3天，逐渐停药。向患者以及家属交代围术期出血以及使用凝血酶原复合物所引起的凝血功能亢进所导致的深静脉血栓、肺栓塞等相关并发症。

手术过程

手术前12小时开始给予凝血酶原复合物1200U，并让患者双下肢穿抗血栓压力袜。术晨急查APTT 36.5秒，凝血酶原时间（PT）11.1秒，凝血功能基本正常。麻醉采用气管插管全身麻醉。麻醉成功后患者取俯卧位，连接脊髓监护电极。常规显露T_{11}~L_4后按术前计划于矫形区内置入椎弓根螺钉。透视确认内固定螺钉位置良好。切除L_2棘突及两侧椎板、关节突及横突，咬除椎弓根至基底部。先沿左侧椎体外壁行骨膜下分离，仔细分离并以棉片保护硬膜以及神经根，用骨刀沿左侧椎弓根上下缘由外向内切除左侧椎体，保持前纵韧带完整，并切除上下椎间盘及软骨终板。尽量向对侧切除直至对侧骨皮质，并保留椎体后壁，以免切除过程中硬膜外静脉丛过多出血。使用双极电凝、明胶海绵以及可吸收止血纱布等控制硬膜外出血。之后再于左侧上临时固定棒固定。将右侧相同结构切除。在确定硬膜囊与后纵韧带或后壁无粘连后，用打器将椎体后壁向前打除，探查并切除残余的后方纤维环。取合适长度、直径的钛笼以自体松质骨填塞后置于截骨间隙。取合适长度棒预弯后与右侧近端钉相连，松开左侧临时固定，通过压棒与远端钉相连固定。去除左侧临时棒，行加压矫形。再截取合适长度棒预弯后与左侧钉相连，通过交替加压直至矫形满意。透视确认内固定位置良好，矫形满意。大量盐水冲洗切口后，制备植骨床并行 $T_{11} \sim L_4$ 后方 Moe 氏融合。于深筋膜下放置引流管 1 根后逐层关闭切口。手术过程中脊髓监护信号正常，出血 600ml，自体血回输 364ml，输 RBC 2U、血浆 400ml，术中追加人凝血酶原复合物 1200U。

术后处理

术后常规监护、补液。按照血液科会诊意见以及患者引流情况使用人凝血酶原复合物（表 7-1）。继续使用弹力袜以及足底泵进行下肢深静脉血栓预防，并鼓励患者床上双下肢主动及被动锻炼。患者引流量逐渐减少，术后第 4 日将人凝血酶原复合物减量为 600U，q12h，拔除切口引流，并扶患者下地活动。术后第 6 天患者切口愈合良好，无渗出以及红肿，患者下地行走良好，无不适，遂停用人凝血酶原复合物。复查 X 线片见后凸矫形及内固定位置良好（图 7-1C～D）。术后第 10 日，患者突发伤口剧烈疼痛，伴双下肢疼痛、麻木。查体见切口周边肿胀、无渗液，双侧腹股沟以下针刺觉过敏，肌力 V 级对称，双侧跟、膝腱反射正常对称引出，双侧病理征（－）。急诊行 CT 提示内固定位置良好，矫形维持良好，切口内可见大量低密度影，考虑为血肿（图 7-1E）。查 APTT 56.6 秒、PT 12.1 秒。综合上述资料考虑患者为切口内出血，并对硬膜造成压迫而导致相应的神经症状。遂加用凝血酶原复合物，起始剂量 1200U，之后每 24 小时重复替代治疗 1 次，逐渐减量。初次用药 6 小时后患者诉伤口疼痛及神经症状明显缓解，查体见伤口愈合良好，周围肿胀逐渐消失。术后第 15 日凝血酶原复合物剂量减至 600U，并于输注后 1 小时内拆除伤口缝线，当日停用凝血酶原复合物，观察 2 天患者无明显不适后顺利出院，未再次出现相关症状。之后每半年复查 1 次。2 年随访提示矫形维持良好，内固定位置良好，截骨间隙植骨融合良好（图 7-1F ~ H）。

表 7-1　围术期凝血酶原复合物用量及相关监测指标

	入院	术前第1天	手术当天	术后第1天	术后第2天	术后第3天	术后第4天	术后第5天	术后第6天	术后第10天	术后第11天	术后第12天	术后第13天	术后第14天	术后第15天
APCC（U）	0	1200	1200	2400	2400	2400	1200	1200	0	1200	1200	1200	1200	600	600
RBC（U）			2	2											
新鲜冰冻血浆（ml）			800												
APTT（s）	56	36.5	35.3	36.3	43	44.4	—	51.9	56.6	50.0	50.3	—	50.3	—	49.8
PT（s）	12	11.1	11.4	10.7	10.2	10.3	—	13.6	12.1	12.3	11.6	—	10.8	—	10.8
Hb（g/L）	132	130	95	108	113	111	—		111	100			93		
切口引流（ml）			290	210	50	30									

注：APCC：活化的人凝血酶原复合物（activated prothrombin complex concentrate）；RBC：浓缩红细胞（red blood cell）；APTT：活化部分凝血活酶时间（activated partial thromboplastin time）；PT：凝血酶原时间（prothrombin time）；Hb：血红蛋白（hemoglobin）

三、病例分析

患者男性，12 岁，因"发现背部不平 2 年"入院。10 岁行包皮环切术时发现活化部分凝血酶时间（APTT）延长，进一步检查确诊为乙型血友病；同年，家属发现患者背部不平，X 线检查提示先天性脊柱后凸，L_2 椎体发育不良。随患者身高发育畸形进行性进展，有手术指征。

本例患者的难点在于围术期的凝血因子替代治疗及椎体截骨。根据患者畸形情况，考虑需行后路一期全脊椎切除术，手术出血量大，存在大出血风险。在术中我们使用骨蜡涂抹、双极电凝、明胶海绵等方法进行止血；并使用自体血回输装置对术中出血进行回输。在充分的凝血因子替代治疗下，术中未见明显的凝血异常以及异常失血。因为手术需要开放椎管，一旦形成血肿有可能会导致脊髓压迫出现相应神经根损害。因而，围术期需要充分、合理的替代治疗以降低出血风险。但国内无纯化的FIX制剂，围术期只能使用凝血酶原复合物（含人凝血因II、VII、IX、X）进行替代治疗。由于人凝血酶原复合物含有多种人凝血因子，易导致深静脉血栓、肺栓塞等严重并发症，故而在替代治疗过程中需要充分平衡出血风险与凝血功能亢进导致相关并发症的风险。

本例患者在围术期充分使用物理预防措施包括抗血栓弹力袜、足底泵等预防血栓。考虑到人凝血酶原复合物可导致凝血功能亢进的潜在风险，我们根据患者引流量的变化尽快减停替代治疗。患者未出现高凝相关并发症。但在术后10天出现切口疼痛伴下肢神经刺激症状，行CT检查提示切口内血肿可能性大。在使用凝血酶原复合物替代治疗后，症状迅速完全缓解。之后逐渐减停替代治疗，未再次出现相关症状。患者椎管开放，切口内血肿也就是硬膜外血肿，会对硬膜造成压迫。通过查阅相关文献，我们发现血友病引起的单纯脊柱硬膜外血肿引起的压迫，大多可通过及时、足量的凝血因子替代治疗而得到治愈。

术后2年随访提示矫形维持良好、植骨融合确切，这提示我们在血友病患者进行脊柱内固定植骨手术时，植骨融合可能并不受凝血异常的影响。

四、诊治要点

血友病合并或者导致脊柱病变或者畸形的病例非常少见。本例患者属于延迟诊断的乙型血友病患者，其先天性脊柱畸形属于伴发畸形，并非由血友病导致。对于血友病合并脊柱畸形或者病变的患者进行手术治疗，除常规手术操作止血之外，重点是围术期需要进行充分的凝血因子替代治疗。对于此类患者的凝血因子替代治疗应足量、足疗程。术后应密切观察切口情况以及双下肢神经功能变化情况。对于术后出现切口内、硬膜外血肿的患者，应及时予足量凝血因子替代治疗并密切观察患者神经功能变化。一般来说，在给予充分凝血因子替代治疗之后，血肿及其引起的相关症状可自行缓解，从而避免外科手术干预。但对于在充分补充凝血因子后血肿仍进行性增大、神经功能进行性破坏者，应考虑外科手术减压。对此类患者而言，术后监测凝血因子活性等待时间较长，因此术后监测出凝血时间应作为常规，停用凝血因子应酌情减量。对乙型血友病患者的围术期替代治疗，由于国内缺乏纯化的 FIX 制剂，只能采用人凝血酶原复合物来替代治疗。应特别注意监测凝血功能并防治其相关并发症。

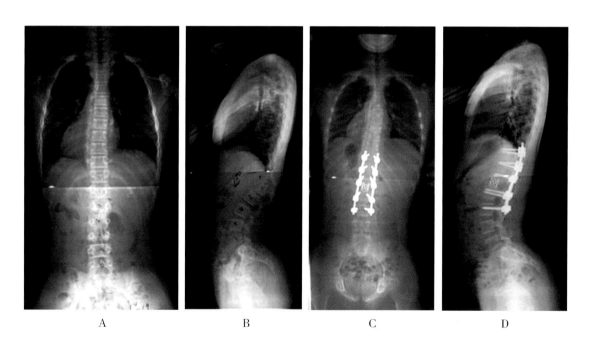

A   B   C   D

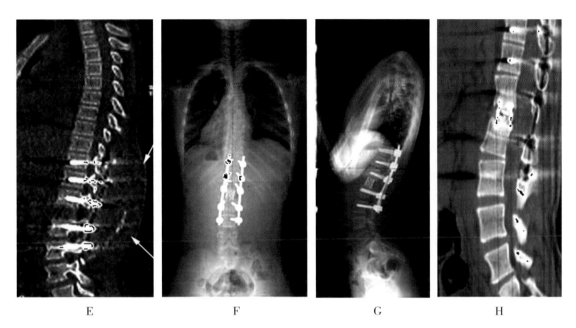

E F G H

■ 图7-1 男性，12岁，先天性脊柱后凸。A~B，术前全脊柱正侧位 X 线片显示 L_2 椎体半椎体畸形、胸腰段后凸 Cobb 角 50°。C~D，患者接受后路一期全脊椎切除、前柱钛笼支撑重建、脊柱后凸矫形内固定术。术后复查全脊柱正侧位 X 线片，矫形满意、内固定位置良好。E，术后10天出现背痛、双下肢麻木伴切口周围肿胀，CT 检查提示切口内血肿形成。行凝血因子替代治疗后症状完全缓解。F~G，术后2年随访，X 线提示矫形维持良好，无明显丢失，内固定位置良好；H，脊柱 CT 矢状面重建可见钛笼内有自体骨长入，截骨间隙骨融合良好

（王升儒 仉建国）

参考文献

[1] Chan A, Wu J, Ansermino M, et al. A Jehovah's Witness child with hemophilia B and factor Ⅸ inhibitors undergoing scoliosis surgery [J]. Can J Anaesth, 2008, 55(1):47-51.

[2] HermansC, Altisent C, BatorovaA, et al. Replacement therapy for invasive procedures in patients with hemophilia: literature review, European survey and recommendations [J]. Hemophilia, 2009, 15 (3):639-658.

[3] Kasper CK. Postoperative thromboses in hemophilia B [J]. Eng J Med, 1973, 289:160.

[4] Kolder M, HellstemP, LechhrE, et al. Thromboembolic complications associated with the use of prothrombin complex and factor IX concentrates[J]. ThrombHaemost, 1998, 80:399-402.

[5] Lankiewicz MW, Hays J, Friedman KD, et al. Urgent reversal of warfarin with prethrombin complex concentrate [J]. ThrombHaemost, 2006, 4:967-970.

[6] Warren O, Simon B. Massive, fatal, intracardiac thrombosis associated with prothrombin complex concentrate [J]. Ann Emerg Med, 2009, 53(6):758-761.

[7] Borkar SA, Prasad GL, Mahapatra AK. Spontaneous spinal extradural hematoma in a child with hemophilia B, surgery or medical management-A dilemma [J]. J Pediatr Neurol, 2011, 6(2): 131-133.

[8] 方涛林, 马曾辰. 血友病患者外科疾病的手术治疗 [J]. 中华外科杂志, 2003, 41(8):623-630.

[9] Balkan C, Kavakli K, Karapinar D. Spinal epidural hematoma in a patient with Hemophilia B [J]. Haemophilia, 2006, 12:437-440.

[10] Heer JS, Enriquez EG, Carter AJ. Spinal epidural hematoma as first presentation of Hemophilia A [J]. J Emerg Med, 2008, 34:159-162.

[11] Agrawal D, Mahapatra AK. Spontaneous subdural hematoma in a young adult with hemophilia [J]. Neurol India, 2003, 51:114-115.

[12] Stanley P, McComb JG. Chronic spinal epidural hematoma in Hemophilia A in a child [J]. PediatrRadiol, 1983, 13:241-243.

[13] Meena AK, Jayalakshmi S, Prasad VS, et al. Spinal epidural hematoma in a patient with hemophilia-B [J]. Spinal Cord, 1998, 36:658-660.

第八章

血友病合并凝血因子
抑制物的手术治疗

一、病例摘要

患者男性，47 岁，因"左股骨干骨折术后 13 年，左大腿肿痛 2 个月"入院，2 个月前发现左大腿形成巨大包块，同时伴发热，体温高达 39℃，外院曾给予抗感染治疗效果不佳，包块持续增大并临近破溃，来我院求诊。入院诊断"左大腿血友病性假瘤合并感染"。术前检查发现存在凝血因子抑制物，大剂量凝血因子替代后仍达不到止血要求。患者存在血友病性假瘤，同时合并感染及凝血因子抑制物，因此需在凝血因子旁路替代治疗下调整抗生素治疗方案，若出血及感染控制不佳，则可能出现假瘤破裂、感染扩散的风险。患者经抗感染治疗、体温控制后，在 rFⅦa 替代下行血友病性假瘤切除术，术后监测凝血因子浓度、伤口愈合及渗出情况，术后早期 rFⅦa 用量偏低，患者血红蛋白下降明显，酌情调整 rFⅦa 用量后患者恢复顺利，术后第 23 天顺利拆线。术后 7 年随访，未发生血友病性假瘤复发或感染等。**本例病例是国内第一例采用 rFⅦa 治疗凝血因子抑制物进行替代治疗的患者。**

二、病例简介

患者男性，47 岁，体重 80kg，因"左股骨干骨折术后 13 年，左大腿肿痛 2 个月"入院。患者 13 年前因"甲型血友病、左大腿血友病性假瘤并左股骨干骨折"就诊于我院，行"左股骨干骨折切开复位、血友病性假瘤切除、自体腓骨及异体骨植骨、可吸收螺钉内固定术"，术后患者恢复良好，但伤口局部遗留包块（图 8-1A ~ D）。2 个月前患者劳累后发现左股骨局部包块增大，伴发热和疼痛，体温最高达 39℃，外院给予抗感染治疗效果不佳，包块持续增大并临近破溃，疼痛无缓解，考虑"血友病性假瘤合并感染"。**入院查体：**双拐入病房，左大腿中上段肿胀明显（图 8-1E ~ F），局部可见淤斑，左膝活动度 0° ~ 60°。**辅**

助检查：左股骨正侧位 X 线片可见左股骨干畸形愈合，髓腔内密度不均（图 8-1G ~ H）。左大腿 B 超提示左大腿多发性陈旧性及新发血肿。左大腿 MRI 提示左大腿前外侧肌群混杂信号，考虑软组织内血肿。

术前准备及临床决策

患者入院后给予盐酸万古霉素（稳可信）经验性抗感染治疗 3 周，效果欠佳，患者体温波动于 38.0 ~ 39℃。请感染科再次会诊，将抗生素改为利奈唑胺（斯沃）和头孢美唑（先锋美他醇）。更换抗生素 1 周后患者体温正常，遂停用利奈唑胺。但患者左大腿血肿破溃，出现血性渗出液，遂给予伤口换药、加压包扎。

术前查凝血因子Ⅷ活动度 2%，凝血因子Ⅷ抑制物为 1.6BU/ml。请血液科会诊指导凝血因子预试验，按照 100% 替代后凝血因子Ⅷ活动度仍较低，FⅧ浓度最高为 7%，难以达到止血水平。患者经国外购得 rFⅦa 后择期手术治疗，围术期采用 rFⅦa 进行旁路替代治疗。围术期凝血因子替代方案：手术开始前 20 ~ 30 分钟，给予 rFⅦa 80μg/kg，若出血不多，此后按照 80μg/kg、q3h 给药；若出血较多，可按 120μg/kg、q3h 或 80μg/kg、q2h 给药。围术期根据血红蛋白水平、引流量和伤口渗血情况调整 rFⅦa 用量（表 8-1）。

表 8-1　术后 rFⅦa 替代方案、引流量和输血情况

术后（天）	rFⅦa	引流量（ml）	输血
0	75μg/kg，q2h	1500	红细胞 8U；血浆 800ml
1	120μg/kg，q2h	76	红细胞 6U
2	120μg/kg，q2h	1100	红细胞 4U
3	120μg/kg，q3h	10	—
4	90μg/kg，q3h	—	—
5	60μg/kg，q3h	—	—
6	30μg/kg，q3h	—	—
7	30μg/kg，q4h	—	—

术后（天）	rFⅦa	引流量（ml）	输血
8	30μg/kg，q4h	—	红细胞 4U
9	30μg/kg，q6h	—	—
10 ~ 12	30μg/kg，q8h	—	—
23	30μg/kg，once	—	—

手术过程

术前 20 分钟给予 rFⅦa7.2mg（90μg/kg）。沿左大腿破溃处做纵向切口，长约 15cm。切开皮肤、皮下和阔筋膜张肌后，可见部分皮肤颜色变暗坏死，部分皮下脂肪颜色灰暗污浊，并有部分假膜样增生组织覆盖于皮下组织表面。肌肉和股骨之间有大量不凝血及豆腐样血块，呈暗红色，约 500ml。将坏死的皮肤、皮下及假膜样组织彻底切除，将血肿彻底清理干净。术中渗血较多，术中出血约 1500ml，输红细胞 4U，血浆 800ml，术后安然返回病房。

术后处理

术后第 1 天，患者诉伤口疼痛，复查血常规示血红蛋白 72g/L，伤口引流 76ml，凝血因子方案为 9.6mg，q2h。

术后第 2 天，患者伤口引流 1100ml，遂将凝血因子剂量改为 9.6mg，q2h。

术后第 3 天，伤口引流 10ml，遂拔出伤口引流管，凝血因子剂量仍为 9.6mg，q2h。

术后第 6 天，患者无不适主诉，伤口无渗液，但伤口上段皮缘部分愈合不良，遂继续换药，并将凝血因子剂量改为 4.8mg，q2h。

术后第 9 天，凝血因子剂量改为 2.4mg，q6h。

术后第 13 天，患者伤口上段皮缘仍有部分愈合不良，伤口无渗出，遂停用凝血因子。

术后第 23 天时患者伤口愈合并拆线，拆线后引流管口有少量渗血，遂临时给予 rFⅦa 2.4mg。术后未发生血栓性静脉炎、血栓、感染及假瘤复发等。术后随访 20 个月，患者未再使用凝血制剂、未发生出血事件。

术后 7 年随访，患者骨愈合良好（图 8-1I ~ J），未发生血友病性假瘤复发或感染等。

三、病例分析

本例患者 13 年前因左大腿血友病性假瘤、左股骨干骨折行手术治疗，此次入院患者左大腿血友病性假瘤复发，同时合并感染，手术指征明确。术前检查发现存在凝血因子抑制物。术前调整抗生素、控制感染，手术操作本身难度不大，但合并凝血因子抑制物时采用何种凝血因子替代极具挑战。

凝血因子抑制物浓度较低（<5BU/ml）或经过免疫吸附治疗抑制物浓度降低后，可采用大剂量人 FⅧ 或猪 FⅧ，但反复输入会增加其副反应，抑制物浓度会很快继续升高，而且还存在免疫记忆反应的可能，所以一般只能用 4 ~ 10 天，而这对骨科手术是远远不够的，因此还需要凝血酶原复合物（activated prothrombin complex concentrates，APCCs）或 rFⅦa 等进行后续的治疗。

抑制物浓度为 5 ~ 10BU/ml 时，可采用 FⅧ 制剂或 APCCs，但 FⅧ 抑制物浓度 >5BU/ml 时，FⅧ 制剂效果不佳，因此很多学者倾向于采用旁路替代的方法。

抑制物浓度 >10BU/ml 时 FⅧ 制剂无效，因此只能进行旁路替代治疗。

本例患者虽然抑制物浓度低于 5BU/ml，但术前替代试验发现凝血因子Ⅷ浓度仍较低，无法达到止血要求，而且术后替代治疗时间较长、美国红十字会可免费赠予 rFⅦa，因此我们选择 rFⅦa 进行围术期替代。

rFⅦa 是通过基因工程由幼地鼠肾细胞产生的重组蛋白，因此感染人病毒的概率极低，而且不含有 FⅧ 因子，因此不存在免疫记忆反应。rFⅦa 治疗急性出血的有效率为 81%~91%，每次间隔 2~3 小时。副反应包括轻度的发热、皮肤反应、头痛、高血压和鼻出血等，其血栓事件发生率与 APCCs 相当。此外，rFⅦa 的经济效益比优于 APCCs，因此应作为轻中度浓度抑制物的血友病患者旁路替代治疗的首选。

FDA 建议 rFⅦa 静脉推注（bolus injection，BI），剂量为 90μg/kg，间隔 2~3 小时输入 1 次，但这是否是最佳剂量或给予途径并不明确。增加 rFⅦa 剂量可进一步减少骨科大手术患者的出血风险，因此不少学者建议采用静脉推注的方法时 rFⅦa 剂量应 >90μg/kg，起始剂量应为 120μg/kg，其后可改为 90μg/kg。还有学者建议术前给予 120~180μg/kg，术后为 90μg/kg、q2~6h，根据病情酌情减量，直至出院。

一般认为 rFⅦa 术后至少使用 14 天，也有学者认为可在每次锻炼前采用低剂量 rFⅦa，并维持几周，虽然这样可能会增加费用，但如果缩短替代时间可能会出现血肿并影响手术效果，反过来会增加费用。Solimeno 等倾向于使用 1 个月以上，直至患者获得良好的功能。

本例患者采用静脉推注的方法，术前给予 rFⅦa 90μg/kg，术后根据引流量、血红蛋白水平和有无伤口出血等调整 rFⅦa 用量。手术当日给予 75μg/kg，q2h；此后 3 天为 120μg/kg，q2~3h；术后第 4 天剂量为 90μg/kg，q3h，并开始逐渐减量；术后第 12 天为 30μg/kg，q8h，并停用。术后第 23 天时伤口拆线，由于引流管口有少量渗血，遂临时给予 rFⅦa 2.4mg。围术期避免采用非甾体抗炎药、术中麻醉时控制性降压、使术野高于心脏、保持体温正常、围术期应用抗纤溶药等均可降低出血的风险。本例患者虽然采取了以上措施，但由于术前及术后早期 rFⅦa 剂量不足，伤口加压包扎松开过早，因而术中出血、术后引流及隐性失血较多，术后血红蛋白水平较低，术后前 3 天先后共补充 18U 浓缩红细胞才使血红蛋白维持在 80g/L 左右。因此，术后早期（术后 3 天内）应使 rFⅦa 维持较高的剂量，此后根据功能锻炼的强度可适当降低剂量。术后锻炼的时间和程度需要根据手术方式和出血等情况进行。早期活动可获得良好的功能，但可能会增加出血风险，而锻炼较晚则功能较差。本例患者术后第 1 天即开始进行肌肉收缩和关节屈伸活动，由于功能锻炼强度不大，因此即使后期 rFⅦa 剂量较低也未出现出血事件、血红蛋白水平也较稳定。

四、诊治要点

凝血因子抑制物是血友病患者长期反复使用凝血因子最常见的并发症，而一旦血友病患者出现凝血因子抑制物时，其处理非常棘手。高浓度凝血因子对部分患者可能有效，而且一般仅短期内使用。凝血因子抑制物患者替代治疗的另一种方法是采用 APCCs，它包含活化的 rFⅦa 以及非活化的 FⅡ、FIX 和 FX。但大剂量（单次超过 100U/kg 或每日输入 200U/kg）或反复输入 APCCs 还会出现血栓、心梗和弥散性血管内凝血（DIC）等并发症。因此，采用 rFⅦa 相对更安全。

本例患者入院时即发现存在凝血因子抑制物，虽然浓度较低，但高浓度凝血因子替代后活性仍较低、难以达到止血要求，因此需采用旁路替代的方法。幸运的是患者能获得免费的 rFⅦa。本例患者手术当天及术后早期出血量较多，与 rFⅦa 剂量较低有关，由 75μg/kg、q2h 改为 120μg/kg、q2h 后，出血量及输血量明显减少。因此，术后早期应给予更大剂量的 rFⅦa 以减少出血。结合文献报道，术后早期给予 90～120μg/kg 的 rFⅦa 更安全。

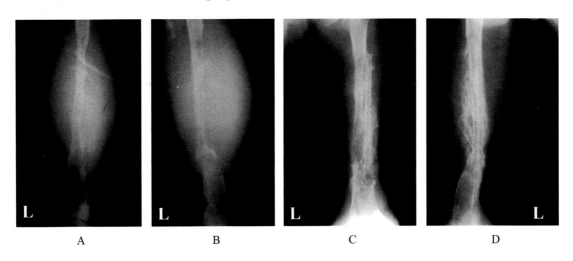

A   B   C   D

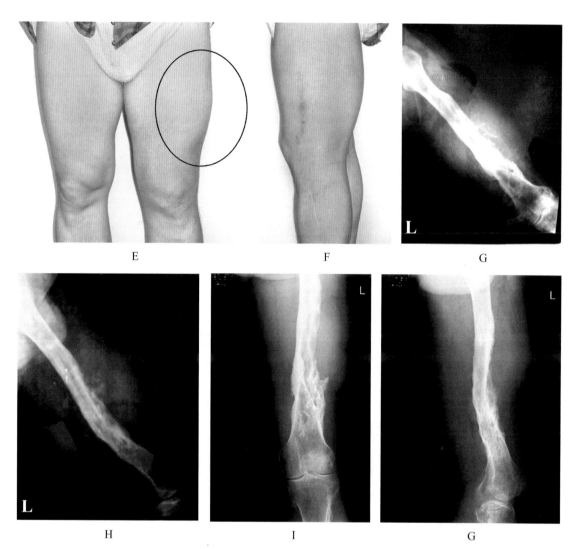

E   F   G

H   I   G

▇ 图8-1 男性，47岁，13年前因"甲型血友病、左大腿血友病性假瘤并左股骨干骨折"行"左股骨干骨折切开复位、血友病性假瘤切除、自体腓骨及异体骨植骨、可吸收螺钉内固定术"，近2个月来出现左大腿包块，考虑血友病性假瘤复发，再次行血友病性假瘤切除术。A~B，第一次术前左股骨正侧位X线片可见巨大软组织包块合并股骨骨折及严重骨缺损。C~D，第一次术后5个月左股骨正侧位X线片可见左股骨周围骨痂生长良好、骨折愈合。E~F，左大腿正侧位大体像显示左大腿较对侧增粗并局部隆起。G~H，第一次术后13年左股骨正侧位X线片可见软组织内包块、提示血友病性假瘤复发、左股骨干呈"S"形畸形愈合、稳定性正常。I~J，术后7年随访，左股骨正侧位X线片显示左侧股骨骨折愈合好，未发生假瘤复发

（翟吉良）

参考文献

[1] 翟吉良, 翁习生, 彭慧明, 等. 重组活化人凝血因子Ⅶ替代下手术治疗血友病性假瘤合并 FⅧ抗体患者 1 例报告 [J]. 中国骨与关节外科, 2013, 6(1):1-3.

[2] Habermann B, Hochmuth K, Hovy L, et al. Management of haemophilic patients with inhibitors in major orthopaedic surgery by immunadsorption, substitution of factor VIII and recombinant factor VIIa (NovoSeven): a single centre experience[J]. Haemophilia, 2004, 10(6):705-712.

[3] Hay CR, Lozier JN, Lee CA, et al. Safety profile of porcine factor VIII and its use as hospital and home-therapy for patients with haemophilia-A and inhibitors: the results of an international survey[J]. Thromb Haemost, 1996, 75(1):25-29.

[4] Faradji A, Bonnomet F, Lecocq J, et al. Knee joint arthroplasty in a patient with haemophilia A and high inhibitor titre using recombinant factor VIIa (NovoSeven): a new case report and review of the literature[J]. Haemophilia, 2001, 7(3):321-326.

[5] Butros L, Boayue K, Mathew P. Current difficulties and recent advances in bypass therapy for the management of hemophilia with inhibitors: a new and practical formulation of recombinant factor VIIa[J]. Drug Des Devel Ther, 2011, 5:275-282.

[6] You CW, Lee SY, Park SK. Cost and effectiveness of treatments for mild-to-moderate bleeding episodes in haemophilia patients with inhibitors in Korea[J]. Haemophilia, 2009, 15(1):217-226.

[7] Konkle BA, Nelson C, Forsyth A, et al. Approaches to successful total knee arthroplasty in haemophilia A patients with inhibitors[J]. Haemophilia, 2002, 8(5):706-710.

[8] Obergfell A, Auvinen MK, Mathew P. Recombinant activated factor VII for haemophilia patients with inhibitors undergoing orthopaedic surgery: a review of the literature[J]. Haemophilia, 2008, 14(2):233-241.

[9] Solimeno LP, Perfetto OS, Pasta G, et al. Total joint replacement in patients with inhibitors[J]. Haemophilia, 2006, 12(Suppl 3):113-116.

[10] Rodriguez-Merchan EC, Wiedel JD, Wallny T, et al. Elective orthopaedic surgery for inhibitor patients[J]. Haemophilia, 2003, 9(5):625-631.

[11] Giangrande PL, Wilde JT, Madan B, et al. Consensus protocol for the use of recombinant activated factor VII [eptacog alfa (activated); NovoSeven] in elective orthopaedic surgery in haemophilic patients with inhibitors [J]. Haemophilia, 2009, 15(2):501-508.

[12] Hedner U, Lee CA. First 20 years with recombinant FVIIa (NovoSeven)[J]. Haemophilia, 2011, 17(1):e172-182.

[13] Ludlam CA, Smith MP, Morfini M, et al. A prospective study of recombinant activated factor VII administered by continuous infusion to inhibitor patients undergoing elective major orthopaedic surgery: a pharmacokinetic and efficacy evaluation[J]. Br J Haematol, 2003, 120(5):808-813.

[14] Schulman S, Bech Jensen M, Varon D, et al. Feasibility of using recombinant factor VIIa in continuous infusion[J]. Thromb Haemost, 1996, 75(3):432-436.

[15] Johansson PI, Ostrowski SR. Evidence supporting the use of recombinant activated factor VII in congenital bleeding disorders[J]. Drug Des Devel Ther, 2010, 21(4):107-116.

[16] Pruthi RK, Mathew P, Valentino LA, et al. Haemostatic efficacy and safety of bolus and continuous infusion of recombinant factor VIIa are comparable in haemophilia patients with inhibitors undergoing major surgery. Results from an open-label, randomized, multicenter trial[J]. Thromb Haemost, 2007, 98(4):726-732.

[17] Rodriguez-Merchan EC, Rocino A, Ewenstein B, et al. Consensus perspectives on surgery in haemophilia patients with inhibitors: summary statement[J]. Haemophilia, 2004, 10(Suppl 2): 50-52.

[18] Tagariello G, Bisson R, Radossi P, et al. Concurrent total hip and knee replacements in a patient with haemophilia with inhibitors using recombinant factor VIIa by continuous infusion[J]. Haemophilia, 2003, 9(6):738-740.

[19] Jiménez-Yuste V, Rodriguez-Merchan EC, Alvarez MT, et al. Controversies and challenges in elective orthopedic surgery in patients with hemophilia and inhibitors[J]. Semin Hematol, 2008, 45(2 Suppl 1):S64-67.

第九章

血友病骨关节病手术
并发症的治疗

第一节　血友病术后伤口愈合不良的治疗

一、病例摘要

患者男性，12 岁，因"右膝关节自发性出血 10 余年，疼痛伴活动受限 4 年"入院，诊断"右膝血友病性关节炎，右膝屈曲畸形，右髌骨脱位；甲型血友病"。患者右膝屈曲畸形并髌骨脱位、无法行走，有手术指征。先行"右膝关节松解，髌骨复位术"。1 周后再行"右膝关节手法矫形石膏固定术"。术后患者右膝切口局部皮肤坏死，愈合差。先行创面清创，并予创面封闭负压吸引。待伤口干燥后择期再行"创面清创、右大腿外侧取皮、刃厚皮片游离植皮术"。本例患者术后出现伤口愈合不良，经过负压吸引促进肉芽组织生长，结合植皮治疗，避免了采用皮瓣转移等创伤较大的手术。

二、病例简介

患者男性，12 岁，因"右膝关节自发性出血 10 余年，疼痛伴活动受限 4 年"入院。患者自幼年无明显诱因出现全身多处淤斑，就诊当地医院，诊断"甲型血友病"。2 岁左右时反复出现右膝活动后出血，伴有关节疼痛、肿胀，当地医院给予输入新鲜血液、Ⅷ因子（具体产品、剂量不详）后症状明显缓解。4 年前患者出现右膝关节疼痛加重，伴活动受限，进行性加重，当地医院继续给予输入Ⅷ因子治疗，但症状缓解不明显，为进一步治疗来我院。**入院查体**：轮椅推入病房，右膝肿胀明显，屈曲畸形约40°，右髌骨外侧脱位，右膝关节周围压痛（＋），过伸试验（＋），过屈试验（＋），髌骨研磨试验（－），抽屉试验（－），浮髌征（－），右膝关节活动度40°～120°；左膝关节未见明显异常，左膝关节活动度0°～130°。右下肢肌肉萎缩，股四头肌肌力4级，双下肢肌张力正常。双下肢深浅感觉对称正常。下肢病理（－）。**辅助检查**：膝关节X线片提示股骨髁发育不良、骨骺线尚未闭合，关节面尚光滑。右侧髌骨向外侧完全脱位（图9-1A～C）。

术前讨论及临床决策

患者入院凝血因子Ⅷ活动度6%，凝血因子Ⅷ抑制物（－）。

HCV抗体（－），HBsAg（－），HIV抗体（－）。

术前血液科会诊意见：

1. 手术当天、术后第1天用凝血因子Ⅷ 40U/kg，q8h。

2. 术后第2～3天用凝血因子Ⅷ 30U/kg，q12h。

3. 术后第4～7天用凝血因子Ⅷ 20U/kg，q12h，根据手术情况再酌情调整。

患者反复发作膝关节疼痛且X线片见髌骨完全脱位，髌骨脱位可增加关节损伤、导致关节反复出血，因此具有手术指征，需手术纠正髌骨脱位。

手术过程

患者首先在全麻下行"右膝关节松解、髌骨复位术"。术中首先松解髌骨外侧挛缩的结构，包括髌骨外侧支持带及髂胫束、股外侧肌下端附着点，而后沿髌骨内侧弧形切开关节囊至髌韧带内侧，向下至髌韧带，上至股内侧肌与股中间肌交界处，适度游离股直肌，充分清理关节内瘢痕组织，复位髌骨，活动膝关节后可见髌骨轨迹尚可。将切开的关节囊及支持带两边与股内、外侧肌紧密缝合。术后制作长腿石膏前后托，局部按压右下肢并将石膏尽量固定于下肢屈曲 20°。术后 1 周在静脉麻醉下行右膝手法松解，至右膝伸直残余 10°。再次制作右下肢长腿石膏前后托，并固化于右膝伸直位 10°。

患者二次手法松解后伤口换药见局部皮肤坏死，愈合差（图 9-1D）；在积极Ⅷ因子替代治疗情况下，于床旁行创面清创，并给以封闭负压吸引（图 9-1E～F）。待患者局部软组织条件允许后，再行"局部清创，右大腿外侧取皮，刃厚皮片游离移植术"（图 9-1G～H）。去除右膝部创面陈旧肉芽组织，以稀释双氧水、生理盐水、稀释络活碘、生理盐水依次冲洗创面，充分止血。0.06% 利多卡因局部浸润麻醉后，以电动取皮鼓由右大腿外侧取刃厚皮片，游离移植覆盖膝部创面并缝合固定。手术顺利，出血不多，手术历时约 1 小时。术后 2 周、4 个月随访伤口愈合良好（图 9-1I～J）。

术后处理

术后 1～3 天用凝血因子Ⅷ 30U/kg，q12h；术后第 4～7 天用凝血因子Ⅷ 20U/kg，q12h，无伤口渗血。加强营养，同时延长预防性抗生素至术后第 3 天。

术后第 14 天时患者伤口愈合并拆线，拆线完毕无渗血，术后未发生血栓性静脉炎、血栓、感染及髌骨脱位复发等。

伤口愈合良好后开始行膝关节功能训练，方法同常规。

术后 4 个月随访，患者伤口愈合良好。

三、病例分析

许多因素可能会影响伤口愈合，包括全身因素和局部因素两大类。高龄、肥胖、营养不良、吸烟、嗜酒、全身性疾病（如糖尿病、类风湿关节炎、肾脏或肝脏疾病、免疫缺陷、服用激素等）等很多因素都会增加患者在术后出现伤口并发症的概率，而血友病导致的凝血功能障碍也属于常见原因之一。伤口愈合的早期会经历急性炎症期，并表现为伤口中的血液和渗出液中的纤维蛋白原很快凝固形成凝块，有的凝块表面干燥形成痂皮，凝块及痂皮起着保护伤口的作用，但由于血友病患者本身存在凝血功能障碍，伤口失去了正常的保护，也就使得此类患者在术后容易发生伤口不愈合或感染等并发症。影响伤口愈合的局部因素包括瘢痕切口、广泛瘢痕、淋巴水肿、血管灌注差和创伤性关节炎。如果手术患者术前存在以上因素，就要警惕术后出现伤口并发症。本例患者比较年轻，存在的危险因素包括术前膝关节长期屈曲畸形导致的局部软组织菲薄；同时，术中膝关节外侧软组织松解可能破坏膝关节外侧皮肤血供；此外，血友病术后膝关节内出血、皮肤张力增加也会增加皮肤坏死的可能。

关于如何预防血友病患者术后出现伤口并发症的研究很多。有学者认为术中缝合方式与伤口愈合无明显关联，本例使用金属皮钉，主要是考虑到会减少对皮肤和软组织的损伤；还有学者为了降低伤口并发症在缝合伤口前使用抗生素生物膜或凝血膜，并取得了较好的效果，但此项技术并未广泛应用。相比于手术过程中细节问题的改进，更重要的应重视如何消除影响伤口愈合的局部因素和全身因素，在围术期给予患者充分的营养支持，保持良好的凝血功能，积极治疗患者的合并症，并通过适当伤口加压包扎、消肿和再灌注等治疗方法，降低伤口并发症发生率。

血友病患者在出现术后伤口并发症后，国内外研究机构大多采取伤口换药、清创、皮瓣移植、甚至截肢等方式进行处理，而作为非血友病患者经常采用的负压封闭引流技术（VSD）被许多人列为禁忌，目前国内外文献尚无应用 VSD 处理血友病患者伤口的报道。本例患者髌骨脱位术后出现皮瓣坏死，在使用小量凝血因子替代下，经过 2 周 VSD 治疗后，仅通过植皮术就使得伤口完全愈合，避免了采用皮瓣转移进行治疗所带来的更大损伤。

四、诊治要点

相对于普通患者，血友病患者术后伤口愈合不良风险较高，原因包括软组织菲薄、术前营养不良、术后出血等，而且手术本身可能会破坏血运。血友病患者术后伤口愈合不良的治疗也较为棘手。表浅局部的伤口愈合不良，通过积极清创换药一般能取得较好效果，但同时需充足的凝血因子替代治疗。本例患者，术前因膝关节长期屈曲及髌骨脱位畸形，局部软组织条件不佳。行膝关节松解、髌骨复位术中首先要注意对局部血供的保护。术后给予充足的凝血因子替代。尽管既往对负压吸引术在血友病患者中的应用存在顾虑，但我们认为，在充足的凝血因子替代下，其应用是安全的，通过负压吸引术可促进肉芽组织生长、缩小伤口，并通过植皮术修复创面、避免更大手术引起的创伤。

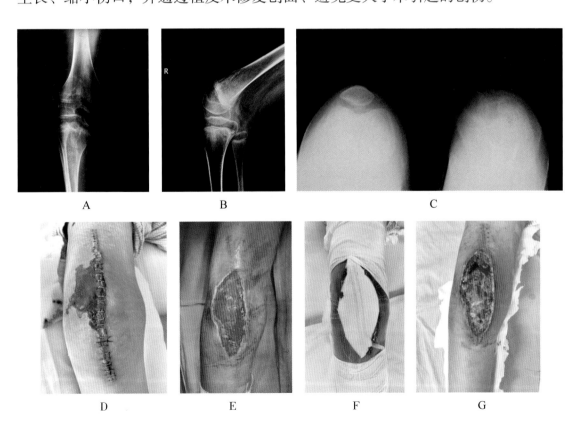

A　　　　　　　　　　B　　　　　　　　　　C

D　　　　　　E　　　　　　F　　　　　　G

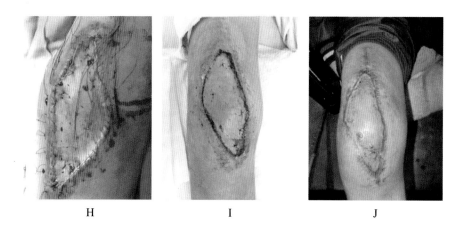

H   I   J

图 9-1　男性，12 岁，因"右膝关节自发性出血 10 余年，疼痛伴活动受限 4 年"入院，诊断"右膝血友病性关节炎，右膝屈曲畸形，右髌骨脱位；甲型血友病"。患者右膝屈曲畸形并髌骨脱位，无法行走。A ~ C，术前 X 线片。D ~ E，第一次术后局部皮肤坏死，经清创术后愈合差。F ~ G，再次清创术后行负压吸引术，术后创面肉芽组织新鲜。H ~ I，取右大腿外侧取刃厚皮片，游离移植覆盖膝部创面并缝合固定，术后 14 天创面愈合良好。J，术后 4 个月随访创面愈合良好

（彭慧明）

参考文献

[1] Hirose J, Takedani H, Koibuchi T. The risk of elective orthopaedic surgery for haemophilia patients: Japanese singlecentre experience [J]. Haemophilia, 2013, 19(6):951-955.

[2] Rodriguez-Merchan EC. Surgical wound healing in bleeding disorders [J]. Haemophilia, 2012, 18(4):487-490.

[3] Wong JM, Mann HA, Goddard NJ. Perioperative clottingfactor replacement and infection in total knee arthroplasty [J]. Haemophilia, 2012, 18(4):607-612.

[4] Goddard NJ, Mann HA, Lee CA. Total knee replacement inpatients with end-stage haemophilicarthropathy: 25-year results [J]. J Bone Joint Surg Br, 2010, 92(8):1085-1089.

[5] Silva M, Luck JV Jr. Long- term results of primary totalknee replacement in patients with hemophilia [J]. J Bone Joint Surg Am, 2005, 87(1):85-91.

第二节　血友病人工膝关节置换术后感染的治疗

一、病例摘要

患者男性，20岁，因"左膝人工关节置换术后16个月，疼痛肿胀2个月"入院，入院考虑"左人工膝关节假体松动，感染不除外"，术前及术中行膝关节穿刺及培养除外感染，患者行左侧人工全膝关节一期翻修术。术中组织培养为（＋），使用敏感抗生素后假体功能得以保留。术后恢复顺利，术后8年随访患者无不适。

二、病例简介

患者男性，20岁，体重62kg，因"左膝人工关节置换术后16个月，疼痛肿胀2个月"入院。患者出生8个月即诊断"甲型血友病"，后因反复出现膝关节出血、肿胀、膝关节僵直并畸形。16个月前在我院行"左侧人工全膝关节表面置换术"。术后恢复顺利。本次入院前2个月出现左膝活动后疼痛，无发热。当地医院查血常规、血沉正常范围。X线片检查提示股骨侧假体有透亮线，考虑假体松动，感染不除外，遂收入院拟行左膝翻修手术。**入院查体**：双拐入病房，左膝关节肿胀，皮温正常，关节内侧压痛（＋），浮髌征（－），左膝活动度20°～90°。**辅助检查**：左膝关节正侧位X线片提示股骨及胫骨假体周围透亮线，假体未发生移位（图 9-2A ~ B）。

术前讨论及临床决策

术前查凝血因子Ⅷ活动度 1.6%，凝血因子Ⅷ抑制物为 0BU/ml。请血液科会诊制订凝血因子替代治疗方案。

患者入院后停用抗生素 2 周后行膝关节穿刺培养结果（-），查 ESR 正常范围，CRP 13.0mg/L 略增高（正常参考值：0 ~ 8.00mg/L），患者存在膝关节疼痛并活动障碍，X 线片见假体周围透亮线，诊断考虑无菌性松动可能性大，但患者病程较短，且 CRP 轻度升高，考虑感染不除外，可于术中送关节液及组织培养进一步明确诊断。考虑患者原股骨假体去除后存在骨缺损，影响膝关节稳定性，为预防发生术后膝关节不稳，股骨侧需准备带延长杆的髁限制型翻修假体，术前备限制型垫片。胫骨侧假体亦存在透亮线，术中测试假体稳定性决定是否保留假体。

手术过程

术前 30 分钟给予凝血因子Ⅷ。沿左膝原切口瘢痕切开，逐层切开，可见假体表面肉芽组织形成，关节腔内少量红色液体、稍浊，取关节液及组织标本送培养。股骨髁假体松动明显，骨-骨水泥界面纤维假膜形成。胫骨平台下发可见褐色肉芽组织，假体未见松动。取出股骨假体，术野未见脓液及脓苔，无明显坏死组织。先后以双氧水、稀释络活碘生理盐水及生理盐水脉冲冲洗创面。更换术者手套及手术器械，行股骨侧扩髓，由直径 10mm 扩大至直径 14mm，安装髓内定位杆，设定外翻角 6°，修整股骨远端，测试屈伸间隙平衡后测定股骨侧假体型号大小，在截骨器引导下行前后髁及斜面截骨，并进一步修整髁间窝骨槽。再次查看胫骨平台无松动，予以保留。再次以大量稀释络活碘生理盐水、生理盐水冲洗创面。以含庆大霉素骨水泥填充于胫骨平台下方，并将股骨假体及延长杆固定于正确位置，行髌骨周围去神经化，检查髌骨轨迹良好。植入厚11mm限制型垫片。术中出血约400ml，未输血，术后安然返回病房。

术后处理

术后第1天，患者诉伤口疼痛，复查血常规示血红蛋白82g/L，伤口引流650ml；在凝血因子充分替代情况下行CPM功能锻炼。输异体红细胞2U纠正贫血。预防性使用头孢呋辛1.5g，q12h，3天预防感染。

术后第2天，血红蛋白82g/L，CPM辅助下屈膝40°。

术后第3天，拔出伤口引流，凝血因子剂量调整1200U，q2h。

术后第7天，患者无不适主诉，伤口无渗液。复查左膝正侧位X线片见假体位置良好（图9-2C～D）。

术后第9天，体温37.2℃，术中组织培示凝固酶（-）耐甲氧西林的葡萄球菌，故加用万古霉素1000mg，q12h，静脉输入。

术后第14天，体温37.2℃，伤口愈合好，拆线。万古霉素改为500mg，q12h。

术后16天，复查CRP 10.6mg/L（0～8.00mg/L），持续下降中，伤口愈合佳，体温不高，予出院。

术后长期口服利福平0.6g，qd，治疗3个月。定期监测肝功能，预防副反应。

三、病例分析

一般而言，血友病患者人工全膝关节置换术后假体的平均寿命短于退行性骨关节炎及类风湿关节炎患者。Norian等报道术后5年假体生存率为90%，其原因考虑与患者骨质疏松、肌力减弱、感染率相对较高有关。

本例血友病膝关节炎 TKA 术后股骨假体松动，首先要除外感染可能。因为感染翻修与非感染翻修的手术策略很大差别。文献报道血友病人工关节置换术后的感染率平均 9%（0～25%），迟发感染率高达 9%～16%。其高感染率与患者关节腔反复出血、反复静脉输液导致皮肤来源的细菌感染、其他潜在感染有关。而术前Ⅷ因子抑制物（+）患者，由于关节病变严重、手术时间长、伤口出血及伤口延迟愈合等因素，被认为与术后感染有直接的关系。对于 HIV（+）的患者，术前免疫功能状态抑制也会导致术后感染率增加。感染的常见致病菌为皮肤来源细菌。本例患者术后仅 16 个月出现疼痛症状及假体松动，术前查 CRP 升高，因此不排除感染。

一般而言，每一例 TKA 术后出现疼痛的病例均应被怀疑是否存在感染。诊断 TKA 感染时首先要详细了解病史、进行仔细的体格检查并完善相关检查：明确疼痛发生的准确时间、部位及特点；排除髋关节以及腰椎的牵涉性疼痛；膝关节周围是否存在发热或发红现象；初次手术后是否存在伤口愈合困难或渗液等；此前是否因怀疑感染使用过抗生素治疗；是否接受过可能导致菌血症的操作，如：处理牙科病变、结肠镜检查或经尿路的操作等？X 线片可以在诊断感染时提供有用的信息，比较术后即刻及最近复查时的 X 线片通常很有帮助。如果存在感染，则 X 线平片上可显示出骨膜分层、软骨下骨吸收、进行性透亮线或局灶性骨质吸收等现象。**但必须注意的是，只有当骨量丢失达 30%～50% 时才可能观察到典型的骨吸收和骨溶解。**血液学分析应包括白细胞（WBC）计数、血沉（ESR）、C 反应蛋白（CRP）等，最近还增加了检测白细胞介素-6（IL-6）水平。上述检测项目对感染来说通常具有很高的敏感性，但特异性较低，这使得它们成为感染良好的筛查而非精确预测方法。建议对疑似感染的所有病例在初次就诊时即应检测 ESR 和 CRP 水平。关节穿刺抽吸检查仍然是诊断感染最有效的方法之一，但它也会出现假阴性结果。为了尽可能减少细菌培养的假阴性结果，在进行关节穿刺前患者需停用抗生素 2～3 周。最近使用过抗生素的患者在必要时仍然可以接受关节穿刺进行细胞计数和分类检查，但细菌培养将不再可靠。

本例患者术前膝关节穿刺培养及术中关节液细胞学计数与分类所见均无明确证据支持感染，因此采取了一期翻修手术，并保留未松动的胫骨侧假体。术中所获取的组织细菌培养为凝固酶阴性的耐甲氧西林的葡萄球菌，按照 Tsukayama 分型为 I 型。术后配合敏感的抗生素治疗，关节功能得以保留。初次手术术中严格无菌操作，注意对Ⅷ输注管道的消毒及输注Ⅷ过程中的无菌操作，有利于减少术后迟发感染的发生。对 HIV 阳性的患者，术前监测 CD4/CD8 计数，对于免疫抑制患者，暂缓手术治疗。同时，抗生素骨水泥对于感染翻修手术的治疗有意义。翻修术前畸形、关节稳定性、内外侧韧带结构的平衡对选用假体类型非常重要。一般我们选用后稳定型假体，由于股骨髁增粗变长、髁间窝增宽、前后径变短，血友病膝关节置换的假体选择多以小号为主。对于术前侧方不稳的患者，或当患者伴屈曲挛缩、膝内外翻畸形时，韧带结构不能提供假体稳定，可考虑选用稳定加强型衬垫或选用限制性较高的 LCCK 假体。本例仅翻修股骨侧假体，术中测试无明显不稳征象，因此采用普通表面后稳定型膝关节假体及限制型衬垫，未使用带延长柄的髁限制型假体。一般而言，当骨缺损明显时，可考虑做植骨或金属垫块填充。本例患者骨缺损较为轻微，故未采用植骨或者金属垫块，仅仅采取骨水泥填充。

对于 Tsukayama I 型感染，文献对静脉用抗生素治疗的时间和剂量并无定论。一般而言，典型的治疗方案是术后首先予以静脉用抗生素治疗 4～6 周，停用抗生素 2～6 周后进行临床检查评估。本例结合 ESR 及 CRP 的动态变化，静脉用抗生素使用 16 天至伤口完全愈合。此后予口服抗生素 3 个月。患者术后 8 年随访无不适主诉。

四、诊治要点

血友病人工膝关节置换术后假体松动是影响假体使用寿命的最主要因素，诊断首先需要区分感染性松动还是非感染性松动。尽管有时排除感染诊断非常困难，术前临床症状、炎性指标水平、术前关节穿刺培养、术中留取组织送培养等有助于判断是否存在感染。本例患者尽管术前及术中所见不能确诊为感染，但术中培养结果提示为凝固酶阴性耐甲氧西林的葡萄球菌，及时更换敏感抗生素，假体功能得以保留。翻修手术假体选择需充分估计到骨/软组织缺损的严重程度，髁限制型假体甚至旋转铰链膝也可选用。术前需做好手术应对方案并准备各种假体。

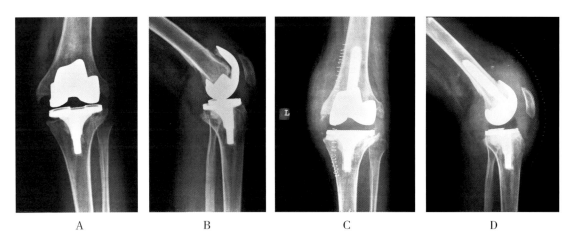

A   B   C   D

■ 图9-2　患者男性，20岁，左膝人工关节置换术后16个月，疼痛肿胀2个月。左膝X线片提示左股骨假体周围可见透亮线，一期行左膝翻修术，术中组织培养为凝固酶（-）的耐甲氧西林的葡萄球菌，给予足疗程抗生素治疗后治愈。A~B，左膝翻修术前正侧位X线片见左膝股骨和胫骨假体周围可见透亮线，内侧为重；C~D，左膝翻修术后正侧位X线片见左胫骨假体内侧骨缺损处填充骨水泥，左股骨假体更换假体，并采用延长杆增加假体稳定性

（彭慧明）

参考文献

[1] Norian JM, Ries MD, Karp S, et al. Total knee arthroplasty in hemophilic arthropathy [J]. J Bone Joint Surg Am, 2002, 84-A: 1138-1141.

[2] Chiang CC, CHEN PQ, SHEN MC. et al. Total knee arthroplasty for severe haemophilicarthropathy: long-term experience in Taiwan [J]. Haemophilia, 2008, 14:828-834.

[3] Llva M, Luck JV Jr. long-term results of primary total knee replacement in patients with heamophilia [J]. J Bone Joint Surg Am, 2005, 87:85-91.

[4] Solimeno LP, Mancuso ME, Gianluigi Pasta, et al. Factors influencing the long-term outcome of primary total knee replacement in haemophiliacs: a review of 116 procedures at a single institution [J]. British Journal of Haematology, 2009, 145:227-234.

[5] Silva M, Luck JV Jr. Long-term results of primary total knee replacement in patients with hemophilia [J]. J Bone Joint Surg Am, 2005, 87:85-91.

[6] Kim Y, Choi Y, Kim J, et al. Treatment Based on the Type of Infected TKA Improves Infection Control [J]. Clinical Orthopaedics and Related Research, 2011, 469(4):977-984.

第三节 血友病人工膝关节置换术后无菌性松动的治疗

一、病例摘要

患者男性，42岁，因"双膝间断肿痛30余年，诊断甲型血友病11年，双侧TKA术后9年，双膝关节僵直6年"入院。患者9年前因双膝血友病性关节炎、双膝屈曲畸形，于我院接受一期双侧人工全膝关节表面置换术。术后6年出现双膝关节僵直，同时伴活动后疼痛。复查X线片提示双侧股骨假体松动，股骨假体骨缺损（AORI分型为2b型）。术前实验室检查排除感染，诊断考虑膝关节置换术后无菌松动。经过术前预试验制订凝血因子替代治疗方案。患者分期接受了膝关节翻修手术，术中使用髁限制型假体，骨缺损部位通过翻修术中补充截骨及骨水泥填充的方法进行了处理，术后随访患者恢复满意。

二、病例简介

患者 1 岁时出现全身淤点，后开始间断出现双膝关节疼痛、肿胀、活动受限，未予重视。后患者症状间断复发，13 岁时诊断"甲型血友病"，间断输注凝血因子治疗。20 岁时患者出现双膝关节疼痛、肿胀，30 岁时患者于我院门诊诊断为"血友病性关节炎"，33 岁时患者因双膝关节疼痛伴伸直及屈曲受限，就诊于我院门诊。**查体提示**：双膝 20° 屈曲畸形，活动度 20°~80°。术前 X 线片可见双膝关节间隙明显狭窄、关节面破坏、股骨侧因破坏而缺损、关节周缘骨赘形成（图 9-3A~D）。经积极术前准备及预试验，患者于全麻下行双侧人工全膝关节表面置换术，术中胫骨侧及股骨侧均补充 2mm 截骨，同时通过广泛的软组织松解矫正关节畸形，使用初次后稳定型膝关节假体（Zimmer，LPS-FLEX）。术后给予凝血因子替代治疗，同时进行积极的功能锻炼，患者术后膝关节功能恢复良好，双膝关节活动度 0°~90°，复查双膝关节 X 线提示双下肢力线良好（图 9-3E~G）。患者出院后继续功能康复，出血频率较术前减少，未定期补充凝血因子。自感关节出血不适时，临时补充凝血因子 400U 治疗。37 岁时，患者因关节出血、关节疼痛，逐渐出现双下肢僵直、屈曲受限，双膝关节活动度较术后明显下降，为 0°~40°，未予重视。后患者膝关节僵直逐渐加重，影响日常生活，上下楼困难。3 个月前患者为进一步就诊于我院，考虑患者双膝关节僵直，收治入院。患者既往 8 年前于外院诊断类风湿关节炎，规律口服甲氨蝶呤每周 3 片。**入院查体**：身高 168cm，体重 63kg。双膝分别可见陈旧性手术瘢痕长约 10cm。双膝皮肤软组织弹性下降，压痛（-）。双膝关节皮温正常。浮髌试验（-）。左膝关节 ROM 伸-屈 0°~20°，右膝关节 ROM 伸-屈 0°~30°。双下肢肌力、肌张力正常。双侧肢体深浅感觉对称正常。双侧足背动脉搏动对称。双髋关节活动自如。**辅助检查**：双膝关节正位 X 线片显示双膝关节置换术后假体对位良好，股骨髁两侧可见骨赘增生，侧位像可见股骨侧假体松动，假体与宿主骨界面可见透亮线（图 9-3H ~ J）。**实验室检查**：hsCRP 2.79mg/L，ESR 12mm/h，RF 185.7U/ml。**入院诊断**：双膝关节置换术后假体无菌松动，双膝血友病性关节炎，甲型血友病。

术前准备及临床决策

入院后完善术前常规检查。Anti-HCV（-），HbsAg（-），HIV 抗体（-）。

术前请血液科会诊，制订凝血因子替代治疗预试验方案，行凝血因子替代治疗预试验，凝血因子用量 2400U。预试验结果如下：

时间	0h	1h	3h	6h	8h	12h	24h
FⅧ（%）	0.5	76.1	63.1	54.9	45.2	35.6	24.9
抑制物	0.0						0.0

根据凝血因子预试验结果，制订围术期凝血因子替代治疗方案。

1. 手术当天：凝血因子Ⅷ 3000U，q12h。

2. 术后第 1 ~ 3 天：凝血因子Ⅷ 2700U，q12h。

3. 术后第 4 ~ 7 天：凝血因子Ⅷ 2100U，q12h。

4. 术后第 8 ~ 10 天：凝血因子Ⅷ 1200U，q12h。

5. 术后第 11 ~ 14 天：凝血因子Ⅷ 900U，qd。

结合患者病史、查体及血沉、hsCRP 结果考虑无菌松动可能性大。手术方案考虑行膝关节一期翻修。考虑到患者骨缺损严重，手术难度大，决定分期行膝关节翻修术。患者左膝症状重、骨缺损严重，拟先行左膝手术。由于患者本次入院检查提示股骨侧假体松动明显，股骨侧骨缺损严重。骨缺损的修补考虑可通过金属垫块、翻修金属骨小梁袖套来补充骨缺损。若股骨侧使用金属骨小梁袖套，会明显增加股骨侧假体放置后股骨远端的体积，减少伸直间隙，导致术后出现屈曲畸形。若单纯使用骨水泥进行骨缺损填充，可能影响假体的固定，导致假体早期松动。具体需根据术中骨缺损体积、软组织松解后张力的情况决定骨缺损的修补方法。术前进行模板测量，准备翻修使用的髁限制型假体、垫块、翻修袖套。为了增加假体固定稳定性，增加假体与宿主骨的接触，需使用延长杆来增加假体固定的稳定性。

手术过程

左下肢常规消毒、铺单、护皮。驱血后上气囊止血带（250mmHg）。取左膝原正中切口，长约14cm，逐层切开皮肤、皮下组织及深筋膜。沿髌骨内侧弧形切开关节囊至髌韧带内侧。见关节腔少量淡黄色关节液、滑膜萎缩，无明显含铁血黄素沉着，无明显脓液。留取关节液行常规检查未见白细胞。术中见股四头肌纤维化、弹性下降，关节内纤维瘢痕增生。袖套状松解关节内的纤维瘢痕，探查见股骨侧及胫骨侧假体均有松动，股骨侧假体内陷明显。考虑无菌性松动，决定行一期翻修。常规留取关节液及组织标本送检细菌培养＋药敏试验。取出垫片、股骨侧及胫骨侧假体，探查见股骨髁间骨缺损明显。完整刮除股骨及胫骨骨面的软组织，松解股四头肌，切除后关节囊挛缩的瘢痕组织，并行股骨侧后关节囊的彻底松解。屈膝并向外牵开髌骨。先行胫骨远端扩髓至12#，连接胫骨截骨模块后行胫骨补充截骨，测量并确定胫骨假体型号，安放胫骨平台试模，确定胫骨平台偏心位置，行胫骨近端扩髓并制作胫骨平台固定翼。安放胫骨假体及延长杆试模。行股骨端扩髓至11#，确定股骨假体型号为C#。确定股骨假体偏心距，行股骨髁间扩髓，因髁间骨缺损严重未行髁间截骨。安放股骨假体试模（C#）及延长杆试模，行股骨髁远端补充截骨，确定股骨假体垫块厚度。安放股骨假体试模（C#）及延长杆试模（偏心，11mm×100mm），股骨内侧缺损以远端10mm垫块补充，外侧缺损远端以5mm垫块补充。安放胫骨垫片试模（10mm），测试力线、张力、平衡、活动度及髌骨轨迹均满意。冲洗创面。

以 80g 庆大霉素抗生素骨水泥将相应型号的股骨假体、胫骨假体及垫片试模置入正确位置，待骨水泥凝固，安装同型号高交联后稳定型髁限制型聚乙烯垫片（10mm）。再次测试力线、张力、平衡、活动度及髌骨轨迹。冲洗切口，放置引流管 1 根，缝合关闭切口。

左膝关节翻修术后 1 年，患者接受了右膝关节翻修术，手术步骤同左侧。

术后处理

术后细菌培养结果回报未见细菌。术后按照血液科会诊意见给予凝血因子替代治疗。术后第 1 天开始指导患者行下肢肌肉等张收缩、直腿抬高练习，同时在输注凝血因子之后开始 CPM 功能锻炼，每日 2 次。考虑到血友病患者感染风险高以及本例手术为翻修手术，延长抗生素使用时间至术后第 3 天。术后复查 X 线片提示膝关节假体位置及双下肢力线良好（图 9-3K ~ O）。左膝术后 16 个月 ROM 伸-屈 0° ~ 100°，右膝术后 4 个月 ROM 伸-屈 0° ~ 90°，复查膝关节正侧位提示假体位置满意（图 9-3P）。

三、病例分析

患者诊断"双膝关节置换术后假体无菌松动，双膝血友病性关节炎，双膝僵直，甲型血友病"明确，患者同时合并类风湿关节炎。

无菌松动的诊断需要排除假体周围感染导致的假体松动，可以通过关节穿刺、核素扫描、α 防御素检测等进行鉴别。本例患者初次 TKA 术后 9 年出现膝关节疼痛伴活动受限，术前相应的炎症指标未见明显异常，影像学检查提示双膝关节假体松动、假体下方可见透亮线。术前临床诊断考虑非感染性松动。由于血友病患者穿刺可能出现血肿等并发症，故本例患者术前未行关节穿刺。不过，对于术前诊断不明确的患者，还需考虑关节穿刺排除感染。

本例患者无菌松动的原因与初次手术前畸形严重，术前同时合并明显的骨破坏有关。同时由于血友病患者软组织袖套挛缩，术前畸形严重，术中通常需要通过补充截骨来矫正畸形，获得满意的活动度，使得假体固定的宿主骨床进一步减少，由于初次手术并未使用延长杆，使假体固定界面的应力不能分散，应力集中容易出现术后假体无菌松动。有文献报道，膝关节置换术后假体无菌松动常见原因为术后力线不良，同时胫骨侧假体无菌松动发生率高于股骨侧。本例患者初次手术后下肢力线恢复满意，术后无菌松动发生主要与宿主骨床固定面积减少、尤其是股骨侧骨质减少有关。

本例患者翻修术前双膝僵直、活动受限，考虑与假体松动、血友病关节出血、软组织袖套及伸膝装置纤维化有关。本例患者除截骨外，术中进行股骨后方关节囊的松解可获得满意的关节伸直。股骨后方关节囊松解时应紧贴股骨后方皮质，防止神经、血管损伤。本例患者因出血导致伸膝装置挛缩、粘连，为了获得满意的活动度，术中应进行软组织袖套样松解，使骨性结构与周围软组织完全分离，同时通过伸膝装置的拉花样松解，在维持一定强度的基础上尽量获得满意的关节活动度。截骨时应考虑到尽量恢复关节线水平，理想的关节线应位于腓骨小头上方 10~15mm、胫骨结节近端 22mm。

本例患者无菌松动的翻修还涉及骨缺损的修补，根据 1997 年提出的 Anderson Orthopaedic Research Institute 的骨缺损分型（AORI），该患者干骺端骨缺损，边缘皮质完整，缺损范围累及双侧，为 AORI 为 2b 型。该型骨缺损的修补，若缺损厚度小，可考虑骨水泥填充；若缺损 >1cm，需要使用结构植骨或使用金属加强块。若缺损范围大，需要使用金属袖套（TM-Cone）进行骨缺损修补。若缺损主要发生在胫骨侧，翻修手术中需要考虑到关节线重建，可以通过大块结构植骨、大块金属垫块、TM-Cone 修补骨缺损，恢复关节线水平。假体选择方面，为了增加假体固定的稳定性、分散应力，需要考虑使用带延长杆的髁限制型假体，尤其是合并骨质疏松时。若为合并干骺端结构完全破坏的 AORI 3 型骨缺损，同时合并侧副韧带损伤，需要使用铰链膝进行关节重建。本例患者股骨侧假体松动为著，股骨侧骨缺损明显。若使用 TM-Cone 进行股骨侧骨缺损修补，会增加股骨侧假体放置后股骨远端的体积和关节张力，导致伸直间隙减小、术后出现屈曲畸形。本例患者翻修术中，股骨侧选择髁限制型假体及延长杆。股骨远端缺损通过金属垫块进行补充，翻修术后维持屈伸间隙平衡。胫骨侧常需补充截骨及采用带延长杆的假体。

对于翻修手术屈伸间隙平衡选择，首先确定伸直间隙，获得满意及平衡的伸直间隙后，可根据间隙平衡技术确定屈曲间隙及股骨侧假体尺寸。若屈曲间隙紧，可选择小号假体，补充后髁截骨。若屈曲间隙松弛，可增加股骨假体尺寸，后髁使用金属垫块进行补充。

四、诊治要点

1. 术前凝血因子预试验确定凝血因子替代方案。

2. 术前结合患者病史、查体、辅助检查明确无菌松动诊断，必要时需要进行关节穿刺、培养。穿刺前 2 周应停止使用抗生素。

3. 术前判断骨缺损的部位及类型，骨缺损的处理需根据骨缺损类型及严重程度采用不同的手术策略，可以采用单纯骨水泥加固、打压植骨、结构植骨、金属垫块、金属袖套。

4. 无菌松动的翻修术中，若韧带无明显松弛，可以使用初次置换非限制型假体。若合并骨缺损需要使用带延长杆的假体，使应力充分分散。若同时合并侧副韧带松弛，需要使用髁限制型假体。对于大范围的 AORI 3 型骨缺损合并韧带损伤，需要使用铰链膝。

5. 血友病患者僵直膝矫正时，需要进行充分的软组织松解，尤其是股骨侧软组织袖套样松解，使与股骨粘连的软组织完全松解，甚至需要向近端松解。

6. 翻修术中需要兼顾截骨与间隙平衡。先进行伸直间隙平衡，参照伸直间隙进行屈曲间隙平衡。可通过调整股骨假体大小、后方关节囊松解、调整垫片厚度的方法平衡屈曲间隙，同时注意恢复关节线水平。

　　7. 术后加压包扎对于防止血友病关节置换术后关节内血肿、伤口并发症有着重要的意义。由于广泛的软组织松解，出现血肿、淤斑的概率高，应警惕。

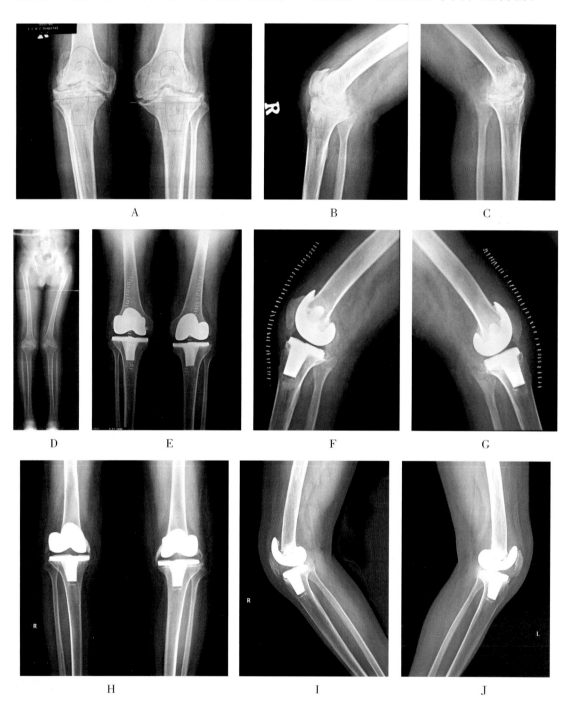

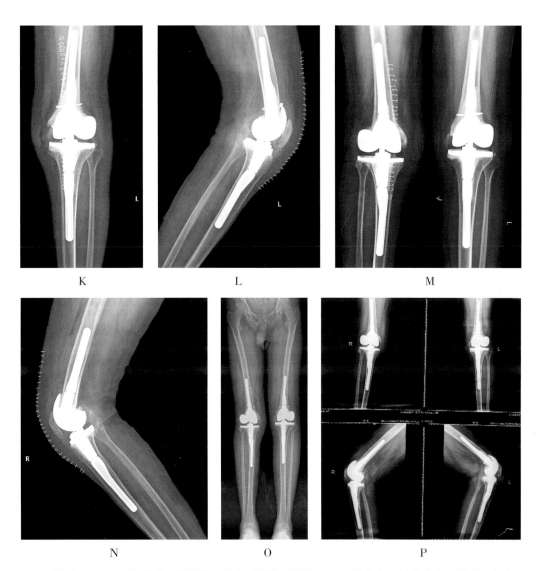

■图9-3 男性，42岁，诊断"双膝关节置换术后假体无菌松动，双膝血友病性关节炎，甲型血友病"，分
期行双膝TKA翻修术。A～D，初次术前双膝正侧位及双下肢负重位X线片提示双膝关节间隙完全狭窄，
软骨下骨囊性变，关节周缘骨赘形成，股骨干骺端因长期破坏导致骨缺损。E～G，双膝TKA术后正侧位
X线片，术后侧位提示股骨侧假体固定骨床较小。H～J，初次TKA术后9年复查，双膝关节正侧位提示双
膝关节假体松动，可见假体下方连续分布的透亮线，股骨侧假体向近端移位，股骨干骺端骨缺损。K～L，
左膝翻修术后即刻膝关节正侧位X线片，术中使用髁限制型假体，术中股骨侧前皮质骨折，给予钢丝捆扎
固定。M～N，二期右膝翻修术后膝关节正侧位。O，双膝翻修术后双下肢负重全长，提示假体位置满意，
下肢力线满意。P，左膝术后16个月、右膝术后4个月复查膝关节正侧位显示假体位置良好

（冯 宾）

参考文献

[1] Partington PF, Sawhney J, Rorabeck CH, et al. Joint line restoration after revision total knee arthroplasty [J]. Clin Orthop Relat Res, 1999, 367:165-171.

[2] Daines BK, Dennis DA. Management of bone defects in revision total knee arthroplasty [J]. J Bone Joint Surg Am, 2012, 94(12):1131-1139.

[3] Strauss AC, Schmolders J, Friedrich MJ, et al. Outcome after total knee arthroplasty in haemophilic patients with stiff knees [J]. Haemophilia, 2015, 21(4):e300-305.

第四节 血友病人工膝关节置换术后 腓总神经损伤的治疗

一、病例摘要

32 岁男性，因 "反复皮下淤斑 26 年，双髋及右膝关节疼痛并活动受限 23 年" 入院。诊断 "血友病性关节炎，双髋及双膝关节病变，右膝屈曲外翻畸形，甲型血友病，慢性丙型肝炎"。患者双髋及右膝关节疼痛且畸形严重，无法行走，有手术指征。行 "一期双侧人工全髋关节置换 + 右膝关节表面置换术"。术后于麻醉恢复室发现右侧腓总神经麻痹，考虑严重膝外翻屈曲畸形矫形后神经张力过大所致。术后采取膝屈曲 30° 位置减轻腓总神经张力、营养神经、针灸治疗、佩戴足支具，术后 6 个月随访神经功能恢复。

二、病例简介

32 岁男性，因"反复皮下淤斑 26 年，双髋及右膝关节疼痛并活动受限 23 年"入院。诊断"血友病性关节炎，双髋及双膝关节病变，右膝屈曲外翻畸形，甲型血友病，慢性丙型肝炎"。患者 6 岁时因反复发作皮下淤斑，就诊于北京儿童医院，诊断为"甲型血友病"。曾间断输全血治疗。8 岁时右膝关节开始出现疼痛、肿胀，无法行走，并逐渐出现右膝外翻畸形。9 岁时双髋关节疼痛、活动受限，间断输Ⅷ因子治疗。症状略改善，可勉强自行行走。近 1 年来，双髋关节疼痛明显加重，活动时加重，有静息痛。来我院门诊就诊，行双髋关节及双膝关节 X 线片检查提示双髋关节及右膝关节破坏严重，关节间隙消失，建议手术，遂收入病房。**入院查体**：坐轮椅入室，双下肢不等长。左腹股沟中点压痛（＋），左髋外侧压痛（＋）。左髋屈曲活动 0°～100°，外展-内收 10°～20°，外旋-内旋 10°～10°。右髋屈曲活动 0°～90°，外展-内收 20°～20°；外旋-内旋 20°～20°。左侧 4 字试验（＋），右侧 4 字试验（＋）。左膝屈曲畸形，左膝 ROM 10°～90°，右下肢短缩畸形，右膝屈曲外翻畸形，右膝 ROM 10°～100°，双下肢肌张力正常。**辅助检查**：双髋及右膝关节 X 线片：双髋关节及右膝关节面破坏，右膝明显外翻畸形，左膝内翻畸形（图 9-4）。

术前讨论及临床决策

患者入院后完善术前常规检查。凝血因子Ⅷ活动度 2%，凝血因子Ⅷ抑制物（－）。HCV 抗体（＋），HBsAg（－），HIV 抗体（－）。

术前血液科会诊意见：手术当天、术后第 1 天用凝血因子Ⅷ 40U/kg，q8h；术后第 2～3 天用凝血因子Ⅷ 30U/kg，q12h；术后第 4～7 天用凝血因子Ⅷ 20U/kg，q12h，根据手术情况再酌情调整。

术前通过模板和 X 线片测量假体大小，并备足凝血因子。

因患者双髋及右膝均存在明显的关节面破坏及右膝屈曲外翻畸形，同时考虑到节省凝血因子的使用，拟行一期双侧全髋关节置换 + 右全膝关节表面置换手术。考虑手术时间延长，术中使用 2 次抗生素预防感染。患者右侧外翻畸形严重，备髁限制型假体及限制型垫片以重建膝关节稳定性。考虑一期 3 关节置换手术，且为甲型血友病，为降低同种异体输血风险，术中备自体血回输装置（Cell-Saver）。

手术过程

患者在全麻下行"双侧人工全髋关节置换 + 右侧人工全膝关节表面置换术"。术前 30 分钟静脉输入凝血因子。手术先行双侧人工全髋关节置换，手术采用后外侧入路。术中见股骨头明显变形，关节间隙几乎消失；关节囊有大量含铁血红素沉积并增生，予切除；按正确角度依次锉磨髋臼至 51mm 见大小合适，植入直径 52mm 生物型臼杯；安装陶瓷内衬；股骨侧使用 11# 生物型全涂层股骨柄假体。安装陶瓷股骨头后复位，检查下肢长度、张力、活动度及稳定性均满意。右侧手术过程及所见基本同左侧，术中右侧股骨皮质轻微劈裂，给予钢丝环扎；THA 手术过程顺利。完毕行右下肢消毒铺巾，抬高患肢后上气囊式止血带（250mmHg）。采用膝正中切口，髌旁内侧入路，术中见右膝关节软骨已破坏殆尽，褐色含铁血黄色滑膜增生显著。股骨髁前后径与左右径比例明显失调。右股骨外侧髁及胫骨平台均有明显骨缺损，屈曲外翻畸形严重。胫骨侧行髓外定位，以内侧平台最低点作参考，先行胫骨侧截骨。股骨侧髓内定位，设定 6° 外翻角行股骨远端切骨，截骨厚度为 11mm，外侧髁有部分未及。联合通髁线及 Whiteside 线设定外旋，依次行股骨前后髁及斜面截骨。测试屈曲伸直间隙外侧仍偏紧、内侧偏松弛，遂行外侧髂胫束松解，伸直位撑开间隙后针刺外侧副韧带及后外侧角行拉花样外侧松解，同时行内侧副韧带加固缝合。松解完毕测试屈伸间隙已均衡，外侧韧带结构松弛，遂决定采用限制型垫片。手术完毕右膝矫形及假体安放位置均满意。止血带时间 100 分钟。手术顺利，整个手术过程出血约 1500ml，Cell-Saver 自体血回输 750ml，输同种异体 RBC 6U。

术后处理

手术完毕于麻醉恢复室发现患者右足背伸不能，小腿外侧及足背针刺觉较对侧明显减退，考虑为严重膝外翻屈曲畸形矫形后神经张力过大所致。马上松弛加压包扎，采取膝屈曲 30° 位置减轻腓总神经张力、营养神经、针灸治疗。凝血因子替代方法同术前计划，同时在凝血因子替代足够的情况下行膝关节功能 CPM 功能锻炼。加强观察，警惕血肿形成进一步加重腓总神经损伤。出院时患者膝关节活动恢复为 0°～95°，定制足背伸支具预防足下垂。术后 6 个月随访神经功能恢复。

三、病例分析

腓总神经麻痹是全膝关节置换术（total knee arthroplasty，TKA）罕见但十分严重的并发症之一。国外文献报道其发生率为 0.3%～9.5%，而麻痹原因与治疗方案仍存争议，且国内文献报道较少。大部分文献报道均未明确 TKA 术后腓总神经麻痹的原因和机制，推测可能与直接损伤（切割、烧灼）、牵拉性损伤和压迫性损伤等有关；也有作者认为术后伤口出血是腓总神经麻痹的显著性危险因素。2002 年 1 月至 2009 年 12 月我院 1257 例初次 TKA 患者中共 6 例发生腓总神经麻痹，其中 3 例为骨关节炎，2 例为类风湿关节炎，1 例为血友病性骨关节炎；患者术前均有不同程度的屈曲畸形，平均为 12°。

腓总神经麻痹是可能由多种因素造成。以下因素可能与之有关：①外侧拉钩放置位置不当，压迫致伤；②清理胫骨平台后外侧缘时过度向前脱位，牵拉致伤；③股骨远端截骨时，胫骨向后移位挤压致伤；④松解清理股骨后髁时，骨膜剥离致挫伤；⑤膝外翻畸形严重病例矫形时导致牵拉伤；⑥止血带过长时间压迫影响神经、血供；⑦外侧副韧带拉花样松解时针刺伤；⑧术后血肿压迫；⑨术后加压包扎过紧。综合分析，本例患者有合并严重膝关节屈曲外翻畸形，矫形过程容易对神经过度牵拉从而造成损伤。此外，若术后凝血因子替代不够，局部血肿形成压迫腓总神经也是危险因素。关节外科医师应注意识别导致其发生的一些危险因素并谨慎操作。

腓总神经麻痹一旦发生，尚缺乏有效治疗方法，处理较为棘手。本例立即去除外在加压包扎，保持膝关节屈曲 20° ~ 30°。理论上，这种方法能去除腓总神经外在压迫并使其张力减小。其他治疗措施包括营养神经药物、激素治疗、理疗和针灸等，但根据我们的经验，短期（4 ~ 12 周）效果并不明显，因此，术者及患者均需耐心。对于神经探查减压手术的价值仍存在争议，Krackow 等推荐对腓总神经麻痹严重且术后 3 个月无改善病例行神经探查减压手术。研究中他们纳入 5 例 TKA 术后 5 ~ 45 个月症状无缓解病例，神经探查减压手术后神经功能均得到改善（4 例完全恢复）。Mont 等对 31 例腓总神经麻痹病例行神经减压手术（所有患者之前均接受至少 2 个月保守治疗），其中 30 例患者神经功能有不同程度恢复；但作者并未说明该组腓总神经麻痹病例是否为 TKA 术后发生。我们认为，TKA 术后腓总神经麻痹多为牵拉所致，并非锐性切割麻痹；手术探查有可能加重神经麻痹，故主张保守治疗。本院 6 例病例中有 1 例术后 6 周时症状无改善，且 B 超提示患膝腓骨头位置皮下硬结，故行硬结切除＋腓总神经探查手术，但术后症状反而一度加重，并无改善。本例患者在术后 6 个月随访时神经功能得到基本恢复。

四、诊治要点

血友病患者关节内反复出血可导致慢性滑膜炎、软骨退变和关节表面侵蚀，常常导致严重膝关节功能破坏及畸形，需要行人工全膝关节表面置换手术。

膝关节置换术后腓总神经损伤是罕见并发症，无论是术者，还是助手，熟悉生理状态下的局部解剖结构层次与毗邻是防止 TKA 腓总神经损伤的基本要求，同时应该掌握在膝关节畸形时，包括腓总神经在内的局部解剖结构的相应变化。术者如果非常清楚器械的进入方向、操作范围与腓总神经的关系，谨慎小心操作，可以最大程度上避免包括腓总神经在内的腘血管神经损伤。另外，术中过长时间使用止血带等；或术后敷料包扎过紧，导致腓总神经腓骨颈段被压迫而导致损伤，及时松解包扎可以较快恢复。术后处理包括及时发现后采取屈膝 30° 位减轻腓总神经张力、营养神经、支具治疗避免垂足畸形，神经探查手术应十分谨慎。

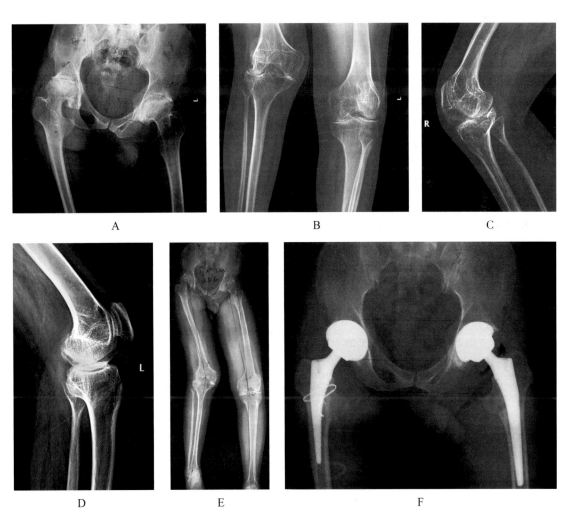

A   B   C

D   E   F

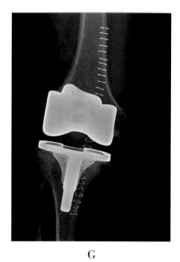
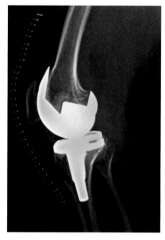

G   H

■图9-4　男性，32岁，因"反复皮下淤斑26余年，双髋及右膝关节疼痛并活动受限23年"入院。诊断"血友病性关节炎，双髋及双膝关节病变，右膝屈曲外翻畸形，甲型血友病，慢性丙型肝炎"，拟行一期双侧全髋关节置换+右侧全膝关节表面置换术。A，术前双髋关节正位X线片显示关节间隙消失，股骨头变形。B～D，双膝关节正侧位X线片提示双膝关节病变，右膝重；右膝关节间隙基本消失，左膝明显内翻畸形，右膝明显外翻畸形。E，双下肢负重站立位全长X线提示：双髋右膝关节面破坏；左膝明显内翻畸形，右膝明显外翻畸形。F～H术后双髋正位X线片提示假体大小位置满意；右膝正侧位X线示下肢力线、假体大小位置满意

（彭慧明）

参考文献

[1] Rose HA, Hood RW, Otis JC, et al. Peroneal-nerve palsy following total knee arthroplasty. A review of The Hospital for Special Surgery experience[J]. J Bone Joint Surg Am, 1982, 64(3):347-351.

[2] Idusuyi OB, Morrey BF. Peroneal Nerve Palsy after Total Knee Arthroplasty. Assessment of Predisposing and Prognostic Factors [J]. J Bone Joint Surg Am, 1996, 78(2):177-184.

[3] Levesque S, Delbos A. Sciatic Nerve Block for Total-Knee Replacement: Is it Really Necessary in All Patients?[J]. Regional anesthesia and pain medicine, 2005, 30(4):410-411.

[4] Nercessian OA, Ugwonali OFC, Park S. Peroneal nerve palsy after total knee arthroplasty[J]. The Journal of arthroplasty, 2005, 20(8):1068-1073.

[5] Mont MA, Dellon AL, Chen F, et al. The operative treatment of peroneal nerve palsy[J]. J Bone Joint Surg Am, 1996, 78(6):863-869.

[6] 彭慧明, 翁习生, 林进, 等. 初次全膝关节置换术后腓总神经麻痹的原因及处理 [J]. 中国骨与关节外科, 2010 (3):198-203.

第五节　血友病膝关节置换术血管损伤的治疗

一、病例摘要

患者男性，46 岁，因"轻微磕碰后淤斑 40 余年，多关节僵直 30 余年"入院。X 线片可见双膝关节间隙狭窄，关节面破坏，关节周缘骨赘形成。诊断"甲型血友病，双膝血友病性关节炎，双膝关节屈曲畸形伴僵直，双侧跟腱挛缩"。行双膝关节置换术 + 双侧跟腱延长。患者左膝关节置换后发现足背动脉减弱、下肢苍白，术中血管造影确认腘动脉膝关节水平段损伤伴血栓形成。行腘动脉探查，自体大隐静脉移植搭桥治疗。术后给予凝血因子替代治疗，患者恢复满意。

二、病例简介

患者 4 岁起反复轻微磕碰后出现较大淤斑、局部肿痛，于上海瑞金医院诊断"甲型血友病"，嘱患者注意保护，未予特殊治疗。之后反复出现踝、膝、髋、肘、肩等关节肿痛，无局部发红、淤斑、发热、晨僵、关节交锁等，考虑为血友病关节腔自发性出血，嘱患者制动，给予 FⅧ 输注治疗，数日后局部肿痛可缓解。上述症状反复发作后逐渐出现上述关节活动受限。18 岁及 23 岁时分别出现左侧和右侧小腿肿痛，当地医院考虑小腿肌肉出血，予制动、补液等治疗，均未输注 FⅧ 因子治疗，其中右小腿对症治疗过程中出现肿胀加重、局部破溃，予制动等支持治疗后双小腿肿痛逐渐缓解，并出现双侧跟腱挛缩、双踝关节跖屈位僵直。2015 年患者因左肘外伤行左肘人工关节置换术，围术期间断输注 FⅧ 600～800U 治疗，输注 FⅧ 后关节肿痛可明显缓解。之后患者间断于关节肿痛后输注 FⅧ 对症治疗，输注后症状可明显缓解。目前患者多关节僵直，以双膝明显，严重影响日常生活，为行手术治疗收入我院。**入院查体**：体重 70kg。轮椅入病房，扶双拐可勉强行走，双膝无明显内外翻畸形。双下肢无明显肿胀，双侧股四头肌萎缩。右膝关节外侧关节间隙压痛（＋），过伸试验（＋），过屈试验（＋）。右膝关节 ROM 伸-屈 5°～40°（图 9-5A～E）。左膝关节间隙压痛（＋），过伸试验（＋）、过屈试验（＋）；左膝关节 ROM 伸-屈 5°～30°。右髋主动活动屈 40°，左髋主动活动屈 30°，双髋 4 字试验无法完成。双踝跖屈 80° 僵直。左侧髂腰肌、股四头肌肌力 Ⅴ⁻ 级，右髂腰肌、股四头肌肌力 Ⅴ⁻ 级，双下肢肌张力正常。双侧肢体深浅感觉对称正常。双侧足背动脉搏动正常。右肘关节 ROM 伸-屈 0°～60°，外旋-内旋 10°～40°；左肘关节 ROM 伸-屈 10°～100°，外旋-内旋 10°～40°，左肘伸侧可见一长约 20cm 手术瘢痕。双肩抬举明显受限。**辅助检查**：双膝关节正侧位 X 线片提示双膝关节间隙狭窄，关节面破坏，软骨下骨囊性变，关节周缘骨赘形成，双侧胫骨前倾（图9-5F~H）。双踝关节间隙狭窄，距骨破坏，踝关节周围骨赘增生。**入院诊断**：双膝血友病性关节炎，双膝僵直畸形，双踝血友病性关节炎，双侧跟腱挛缩，左肘关节置换术后，甲型血友病。

术前准备及临床决策

入院后完善术前常规检查：

WBC 5.56×10^9/L，N 66.1%，RBC 5.45×10^{12}/L，Hb 152g/L，PLT 187×10^9/L。

ESR 6mm/h；hsCRP 2.8mg/L。

Anti-HCV（−），HBsAg（−），HIV 抗体（−）。

术前请血液科会诊，制订凝血因子替代治疗预试验方案，行凝血因子替代治疗预试验，凝血因子用量3400U。

时间	0h	1h	3h	6h	8h	12h	24h
FⅧ（%）	2.6	118.7	91.5	70.4	62.6	58.9	43
抑制物	0.0						0.0
APTT（s）	105.1	31.8	33.7	36.1	36.4	40.2	45.2
APTT 血浆纠正试验	可纠正						可纠正

根据凝血因子预试验结果，制订围术期凝血因子替代治疗方案。

1. 凝血因子Ⅷ 3200U，q12h，d0。

2. 凝血因子Ⅷ 2800U，q12h，d1~d3。

3. 凝血因子Ⅷ 2000U，q12h，d4~d7。

4. 凝血因子Ⅷ 1000U，q12h，d8~d10。

5. 凝血因子Ⅷ 1000U，qd，d11~d14。

该患者同时合并血友病晚期膝关节病变及踝关节病变，考虑到血友病患者手术治疗时凝血因子的经济负担，尽量一期完成多关节手术。本例患者双膝病变晚期，需要行膝关节表面置换，术前进行模板测量，同时根据患者关节破坏严重的情况，假体准备了初次表面置换膝关节假体、宽立柱的聚乙烯衬垫、髁限制型假体。患者双踝关节间隙狭窄、关节面破坏，最佳治疗方案是行踝关节融合及跟腱延长手术。由于患者强烈要求仅行跟腱延长手术，向患者说明后，决定同时一期行双侧跟腱延长。手术次序考虑先行一侧关节置换及跟腱延长，再行另一侧手术。

手术过程

患者在全麻下行双侧膝关节置换术＋双侧跟腱延长。膝关节使用假体为 Zimmer：Nexgen，LPS。术前给予凝血因子 3200U 治疗。切皮前 30 分钟给予静脉应用抗生素。先行右侧手术。右下肢常规消毒、铺单、护皮。使用气囊止血带（压力 250mmHg）。取右膝前正中切口，沿髌骨内侧弧形切开关节囊至髌韧带内侧，见关节腔内大量纤维挛缩瘢痕，滑膜含铁血黄素沉着，内外侧半月板、前后交叉韧带破坏，关节面破坏，关节周缘少量骨赘形成，伸膝装置及膝关节周围组织挛缩明显。彻底切除病变滑膜，切除残存的前后交叉韧带、内外侧半月板及部分髌下 Hoffa 脂肪垫。咬除关节面周缘骨赘。屈膝并向外牵开髌骨。先行胫骨近端截骨，行胫骨髓外定位，安装胫骨截骨器，参照外侧平台最低点，行胫骨近端截骨，测量截骨厚度为 10mm。行股骨髓内定位，保留 6° 外翻角，行股骨髁远端截骨，截骨厚度为 9mm＋2mm。测试伸直间隙平衡。测定股骨假体型号为 C#。安装股骨四合一截骨模具并完成截骨，制备髁间窝骨槽，自体松质骨封闭股骨髓腔。切除股骨后髁骨赘并充分松解后方关节囊。测定胫骨假体型号为 2#，植入同型号股骨及胫骨假体试模及胫骨垫片试模（10mm），测试力线、张力、平衡、活动度及髌骨轨迹均满意。标记胫骨截骨模具位置，在胫骨截骨模具引导下制备胫骨假体骨槽。行髌骨周缘去神经化并咬除周缘骨赘、修整髌骨关节面。加压冲洗骨面，以骨水泥将相应型号的股骨、胫骨假体及垫片试模置入正确位置，待凝固后安装同型号高交联后稳定型聚乙烯垫片。冲洗创面，放置引流管，逐层缝合切口，伤口适度加压包扎后松止血带。术后检查足背动脉搏动对称。

再行右侧跟腱延长手术。取右侧跟腱稍偏内前方纵向切口，长约10cm。逐层切开皮肤、皮下组织及深筋膜，探查见深筋膜挛缩，跟腱紧张。钝性分离跟腱周围组织，Z字形切开跟腱，长约10cm。松解踝关节后方关节囊及腱周挛缩筋膜。检查足下垂有所矫正。取右踝前正中切口，长约4cm，逐层切开显露踝关节前方间隙，切除距骨及胫骨前方骨赘。检查右踝背屈进一步好转，残留约30°跖屈。Z字形延长缝合跟腱，延长长度约5cm，间断缝合腱膜及腱周组织。检查跟腱缝合牢固，于内踝处行皮肤切开减张，仔细止血。放置皮片引流，缝合伤口。

同法行左侧手术。左侧探查见膝关节腔内粘连严重，胫骨平台前倾，后方关节囊与胫骨平台后方粘连。完成胫骨截骨后，完整取出胫骨截骨块，见后方关节囊有活动性出血，使用电凝进行止血，并使用5-0 Proline血管缝线局部缝合。手术顺利结束，假体型号同右侧。手术结束，松止血带后检查左下肢足背动脉搏动弱，左下肢皮温降低。将患者转运至手术室血管造影室，行血管造影提示左腘动脉远端显示不清，腘动脉在股骨髁段中断（P2），有长约6cm充盈缺损，远端可见胫前动脉显影（图9-5I）。由血管外科行左腘动脉探查，左腘动脉修补术。患者置于俯卧位，取左腘窝处S形皮肤切口，逐层分离显露腘窝血管、神经，牵开并保护胫后神经。见腘动脉膝关节水平横断损伤，局部2cm处血管壁破坏，近端及远端可见血栓形成（图9-5J）。截断损伤腘动脉，远近端达正常血管腔。游离并显露同侧大隐静脉，截取长约4cm大隐静脉，行大隐静脉移植端端吻合修补腘动脉缺损（图 9-5K）。仔细止血后检查无活动性出血，放置引流关闭伤口。术后检查左下肢足背动脉搏动恢复，左下肢远端皮温恢复。

术后处理

考虑到患者术中血管搭桥采用自体大隐静脉，同时有血友病基础，术后未给予抗凝及抗血小板治疗。按照血液科会诊意见给予凝血因子替代治疗（如前）。术后第 1 天拔除膝关节引流及腘窝处引流。术后第 1 天开始指导患者行下肢肌肉等张收缩、直腿抬高练习。术后第 1 天检查双下肢足背动脉搏动对称，下肢皮温正常。术后第 2 天开始一日 2 次的 CPM 功能锻炼，CPM 锻炼时间在输注凝血因子之后。术后 1 周右膝主动活动度 0°~80°，左膝主动活动度 0°~80°。术后 2 周常规伤口拆线。术后 2 周复查双下肢动脉超声提示左侧腘动脉通畅（图 9-5L）。术后复查 X 线片提示双膝关节假体位置良好，双下肢力线良好（图 9-5M~O）。术后 1 年复查，患者左下肢远端足背动脉搏动无明显减弱。

三、病例分析

患者诊断"甲型血友病，双膝血友病性关节炎，双膝僵直畸形，双踝血友病性关节炎，双侧跟腱挛缩"。患者双膝僵直，关节功能受限明显，具有手术指征。患者同时合并血友病晚期膝关节病变及踝关节病变，考虑到血友病患者手术治疗时凝血因子的经济负担，尽量一期完成多关节手术。本例患者左膝置换术中出现血管损伤，经自体血管搭桥修补，避免术后出现下肢缺血的并发症。

膝关节置换术中动脉损伤的原因分为直接型和间接型。直接损伤常见的原因包括术中手术操作直接损伤、术中拉钩损伤。间接型常见的原因为术中广泛的操作造成的血管内膜损伤，引起动脉血栓形成，术中止血带使用也可能导致血管损伤。术前患者若合并有血管疾病，患者在 TKA 术中更可能出现血管损伤的并发症。膝关节置换术后应常规检查足背动脉搏动及下肢循环情况，早发现可能的血管损伤。

血友病患者由于反复关节出血，导致关节破坏以及关节内广泛粘连。由于皮下软组织出血，常合并深筋膜的广泛挛缩、纤维化，可合并腘窝处血管、神经束的粘连。本例患者在行胫骨侧截骨时，因为胫骨后方软组织粘连，取出截骨块时出现胫骨平台水平腘血管损伤（图 9-5P）。术中取出胫骨平台截骨块时，应紧贴胫骨平台后方进行骨膜下剥离，避免腘血管的直接损伤。

若 TKA 术中使用止血带情况下出现后方关节囊活动性出血，应谨慎处理。对于小的出血，可使用电凝局部止血；若出血迅速、出血量大，应怀疑血管损伤，放置假体前应放松止血带，仔细检查出血部位。对于怀疑腘动脉损伤的情况，可请血管外科专科医师会诊处理，谨慎使用电凝止血，尤其在组织结构辨别不清的情况下，同时慎用缝扎技术进行止血。

对于血友病膝关节置换术中并发动脉损伤的治疗。常用的治疗方法包括保守、血管介入治疗及开放手术修补。对于单纯因血管痉挛导致的动脉损伤，补充容量、保暖、使用动脉扩张药物、去除引起血管痉挛的外界因素（如屈曲畸形过度矫形后过度牵拉）等方式尽早恢复血管灌注。介入治疗是动脉损伤常见的手术治疗方法，有着微创、局麻下完成手术的优点。介入治疗对于血友病的优势尚不清楚。尤其是介入治疗后需要常规抗凝及抗血小板治疗，不适合于血友病患者。同时当损伤部位位于关节线水平时，不适合于放置腔内支架进行修补。本例患者损伤位于膝关节线水平，同时合并血友病基础疾病，我们选择开放手术进行损伤血管修补。术中通过充分止血、术后加压包扎，减少了术后血肿形成的并发症。术中使用自体大隐静脉进行血管搭桥，可以减少术后长期使用抗凝/抗血小板药物带来的并发症。需要强调的是，成功的手术策略及手术效果需要由血管外科专科的医师完成。

对于血友病患者接受周围血管手术术后凝血因子治疗的具体方案，目前国内外无相关共识。借鉴世界血友病协会指南（guidelines of World Federation of Haemophilia）中关于急性冠状动脉综合征治疗的建议。在手术早期应维持凝血因子水平位于80%～100%，之后凝血因子水平逐渐减少。凝血因子使用期间应监测因子水平及抑制物水平，警惕出血及血栓事件。对于血友病患者接受血管手术治疗术后是否常规抗凝的问题，目前也缺乏相关国际共识。由于血友病患者遗传凝血功能障碍，可抑制体内动脉血栓形成。文献报道的接受血管手术的血友病患者病例中，不常规术后使用抗凝。若加用抗凝治疗，必须在凝血因子替代治疗的基础上进行，凝血因子水平应维持15%以上。

四、诊治要点

1. 术前凝血因子预试验确定凝血因子替代方案。

2. 血友病僵直膝患者，软组织无弹性，关节内广泛粘连，关节置换截骨过程中应警惕血管损伤。

3. 术中仔细判断是否并发血管损伤。对于后方关节囊活动性出血应慎用广泛电凝，必要时可放松止血带后进一步探查。术后常规检查足背动脉及下肢远端循环情况。对于怀疑血管损伤患者，应行血管造影进一步明确。

4. 血友病患者关节置换术中并发血管横断损伤，开放手术探查及自体血管搭桥是有效的治疗方法。目前对于凝血因子使用量及术后是否抗凝治疗尚无共识。术后按照关节置换围术期凝血因子的使用要求进行替代治疗。术后可以不进行抗凝治疗，应警惕替代治疗过程中出血及血栓形成。

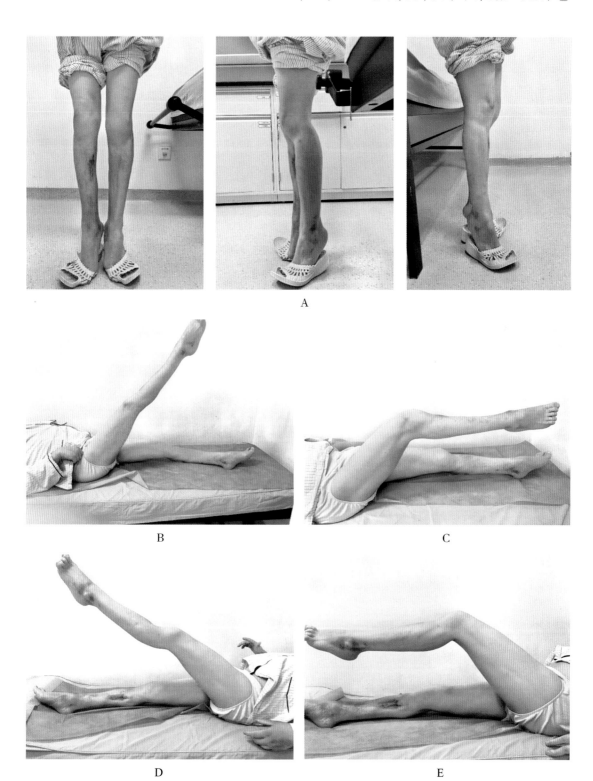

A

B   C

D   E

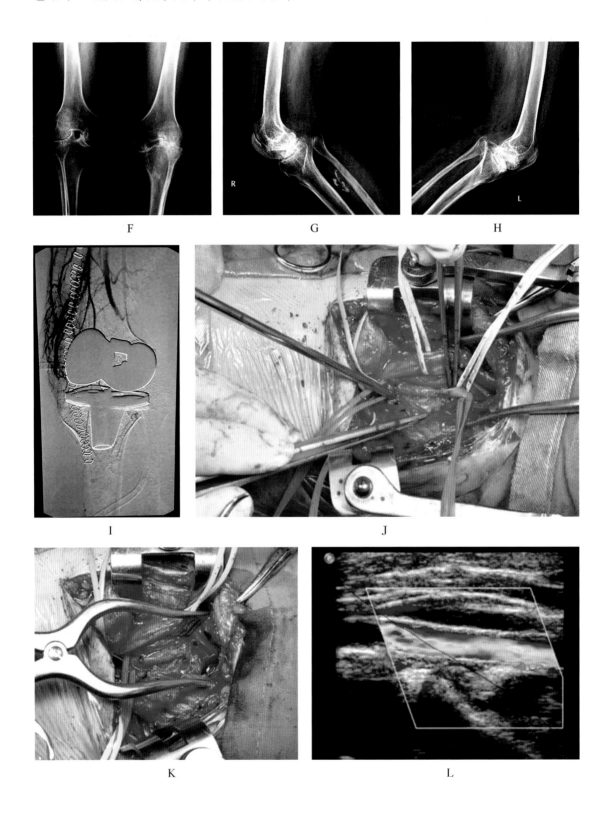

F

G

H

I

J

K

L

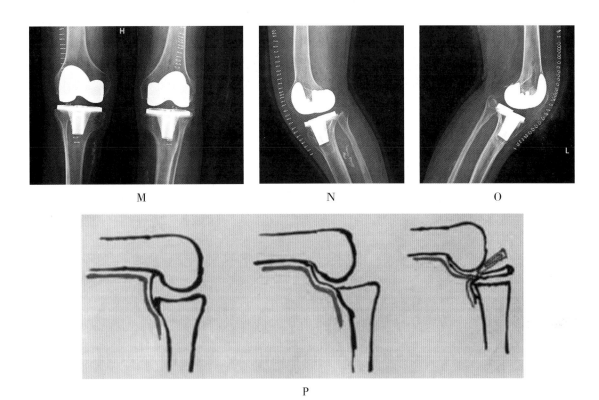

图 9-5　男性，46 岁，双膝血友病性关节炎，双膝关节僵直，双侧跟腱挛缩，甲型血友病，行一期双膝 TKA、双侧跟腱延长手术治疗。A，术前双下肢站立位大体像。B，术前右膝伸直 5°。C，术前右膝屈曲 40°。D，术前左膝伸直 5°。E，术前左膝屈曲 30°。F ~ H，术前膝关节正侧位。I，血管造影提示胫动脉未显影。J，血管探查术中见腘动脉闭塞、横断损伤。K，血管搭桥修复血管损伤后见血管充盈满意。L，术后 1 年复查超声提示左侧胫血管通畅。M ~ O，术后膝关节正侧位显示假体位置良好。P，显示胫骨平台截骨时损伤腘动脉的示意图。图中可见，由于腘血管粘连，向前方牵拉过程中导致血管损伤

（冯　宾）

参考文献

[1] Smith DE, McGraw RW, Taylor DC, et al. Arterial complicationsand total knee arthroplasty [J]. J Am Acad Orthop Surg, 2001, 9:253-257.

[2] Chamseddin KH, Kirkwood ML. Anterior tibial artery pseudoaneurysmfollowing ankle arthroscopy in a hemophiliac patient [J]. Ann Vasc Surg, 2016, 34:269. e17-19.

[3] Kobayashi M, Matsushita M, Nishikimi N, et al. Treatmentfor abdominal aortic aneurysm in a patient with hemophilia A: a case report and review of the literature [J]. J Vasc Surg, 199, 25: 945–948.

[4] Fogarty PF, Olin Jw, Kessler cM, et al. An algorithmic approach to peripheral artery disease in hemophilia: extrapolation of management principles from noncoagulopathic patients [J]. Blood Coagul Fibrinolysis, 2012, 23:23–29.

[5] Dormandy JA, Rutherford RB. management of peripheral arterial disease [J]. J Vasc Surg, 2000, 31:S1–S296.

[6] Srivastava A, Brewer AK, Mauser-Bunschoten EP, et al. Guideline on management of haemophilia [J]. Haemophilia, 2013, 19(1):e1-47.

[7] Feng B, Xiao K, Shao J, et al. Open repair of intraoperative popliteal artery injury during total knee arthroplasty in a patient with severe hemophilia A: A case report and literature review [J]. Medicine (Baltimore), 2017, 96(46):e8791.

第六节　血友病合并脑梗的治疗

一、病例摘要

41 岁男性，因"反复膝关节肿痛 30 年余，加重 3 年"入院。诊断为"血友病性关节炎、左膝关节屈曲畸形、乙型血友病"。在全麻下行左侧人工膝关节表面置换术，手术过程顺利，术后予以抗炎、凝血酶原复合物替代、镇痛等对症支持治疗。术后 2 小时患者出现言语不清、左嘴角歪斜、右侧肢体偏瘫，神经内科急会诊考虑左侧脑梗（左大脑中动脉 M_1 段血栓不除外），放射科急诊行介入下取栓术，血流部分再通。介入后给予银杏叶提取物、依达拉奉、丁苯酞等改善微循环对症治疗，逐渐减少凝血酶原复合物输入量并尽快停止使用，后患者肌力和言语功能逐渐恢复。

二、病例简介

患者 30 余年前出现双膝关节反复肿痛，当时未行特殊诊治，20 年前因外伤后出血不止当地医院诊断为"血友病"，间断输血浆治疗。此后膝关节肿痛反复发作，输血浆后可以好转。其后逐渐出现左膝关节屈曲畸形，近 3 年来，左膝屈曲畸形逐渐加重，严重影响日常生活质量，现为求进一步治疗就诊于我院，收住我科。**入院查体**：步入病房，跛行步态。左膝关节间隙压痛（+），过伸试验（+），过屈试验（+），侧方应力试验（+），左膝关节屈曲畸形约 20°，主动 ROM 20°～100°。双髋关节 4 字试验（+）。**辅助检查**：FIX 活性 1.9%，APTT 85.5 秒。膝关节正侧位 X 线片：双膝关节面不光滑，关节间隙变窄，左侧重（图 9-6A～B）。

术前准备

血液内科会诊意见：符合乙型血友病，建议查 APTT 血浆纠正试验；预试验方案如下：凝血酶原复合物 40U/kg 一次，用药前、后半小时及 4h、8h、12h、24h 分别查 FIX 活性、APTT。患者预试验应用凝血酶原复合物 40U/kg，预试验结果回报如下：

时间	输注前	输即刻	4 小时	8 小时	12 小时	24 小时
IX 活性	1.7%	74.1%	47%	42.4%	33.9%	23.9%
IX 抗体	（-）					（-）

手术过程

患者在全麻下行左侧人工膝关节表面置换术（图 9-6C～D）。术前输注凝血酶原复合物 40U/kg，静脉应用预防性抗生素。左下肢驱血后上气囊止血带（250mmHg）。取左膝前正中切口，术中见关节腔内少量淡血性关节液，滑膜增生、充血、含铁血黄素沉着，内外侧半月板破坏，关节周缘骨赘形成，关节软骨下出血、破坏，软骨下骨外露，符合血友病性关节炎诊断。截骨后以骨水泥将相应型号的股骨、胫骨假体及垫片试模置入正确位置，凝固后固定牢靠，安装后测试力线、张力、平衡、活动度及髌骨轨迹。冲洗切口，放置关节腔引流管 1 根，夹闭 3 小时。逐层缝合切口，伤口适度加压包扎。术毕松止血带。手术顺利，出血不多，未输血。术毕顺利拔除气管插管，检查下肢活动及足背动脉搏动正常，安然返回病房。

术后处理

术后给予静脉抗生素预防感染、补液、镇痛等治疗。术后 2 小时患者家属诉患者言语不清，左嘴角歪斜，双瞳孔缩小，直径约 2mm，对光反射消失，右侧肢体偏瘫，肌力 0 级。遂急诊行头颅 CT 检查，未见明显脑内出血。请神经内科急会诊：患者骨科术后，既往血友病，排除脑出血，考虑为急性脑梗（图 9-6E），目前不考虑溶栓，但患者在急性脑梗介入取栓时间窗，可考虑动脉取栓。行头颈 CTA 提示左侧大脑中动脉 M_1 段（MCA-M_1）不连续，血栓不除外（图 9-6F），遂联系介入科急诊 DSA 备取栓。血液科认为根据患者凝血因子预试验活性情况，目前可行介入手术。术后 6 小时介入科急诊行双侧颈总动脉、左颈内动脉、左椎动脉造影、左大脑中动脉支架取栓术。左侧大脑中动脉 M_1 段存在质地坚硬组织，可能为粥样硬化斑块，致局部动脉管腔狭窄，血栓部分取出，局部给予球囊扩张，左大脑中动脉内充盈缺损有所改善，结束操作。介入后返病房，维持血压 120/80mmHg 左右，维持脑灌注。**神经科会诊：**患者血友病目前不考虑应用抗血小板药物，继续应用银杏叶提取物、依达拉奉、丁苯酞。**血液科会诊：**患者术后大脑中动脉栓塞，如不加用抗血小板药物，可考虑快速减低替代治疗药物，术后第 1 天凝血酶原复合物 30U/kg，q12h；第 2～3 天凝血酶原复合物 20U/kg，q12h；第 4～7 天凝血酶原复合物 10U/kg，qd。术后给予继续输注凝血酶原复合物，积极被动活动肢体、训练语言功能，补液、抗感染、镇痛治疗，并请中医科及康复科协助治疗，促进康复。术后查头颅 MRI 显示左侧放射冠至基底节区多发片状异常信号，考虑亚急性脑梗死（图 9-6G～I）。术后 20 天患者可发简单字音，大小便正常。嘴角无明显歪斜，右上肢近端肌力 3⁺级，远端 2 级，右下肢近端肌力 3⁺级，远端 2 级，可自行抬腿、抬肩，家人辅助可自行下地活动，继续转至康复医院进行康复。术后 1 年随访时可扶拐步行，语言功能基本恢复。

三、病例分析

随着凝血因子替代疗法的应用，血友病患者的预期寿命逐渐增长，心脑血管疾病如心绞痛、心梗、房颤、脑缺血、脑梗等逐渐被很多学者报道。部分学者认为，血友病是心脑血管疾病的保护因素，即血友病患者发生心脑血管疾病风险较普通人群低，也有部分学者认为血友病患者发生心脑血管疾病的风险与正常人群类似甚至更高，发生年龄也要低于正常人群。也就是说，血友病患者可能相对正常人群更早出现动脉粥样硬化。再加上围术期大量输入凝血因子，凝血功能已经纠正到相对正常甚至高凝状态，因此围术期出现心脑血管等动脉血栓的风险大大升高。

血友病 B 又称乙型血友病，是一种缺乏凝血因子IX的遗传病。遗传方式与甲型血友病相同，为性联隐性遗传，男性患病，女性传递。凝血因子IX是一种血浆蛋白，相对分子质量为 5.6 万，其合成部位在肝脏，合成依赖维生素 K。文献报道，IX因子本身具有较强的致血栓性。临床上，由于IX因子较少、价格昂贵，多用凝血酶原复合物（II、VII、IX、X复合物）替代。由于补充凝血因子IX的同时，也补充了大剂量的凝血因子 II、VII、X，因此，乙型血友病的围术期血栓风险较高。

该患者术后出现言语不清、左嘴角歪斜、双瞳孔缩小、对光反射消失、右侧肢体偏瘫，此时应首先行头 CT 检查排除脑出血。脑血管血栓形成治疗上可选择溶栓或取栓，尽可能挽救缺血的脑组织。但对于血友病患者，溶栓导致出血风险极高。故本患者选择介入治疗下取栓。DSA 脑血管造影显示左侧大脑中动脉 M_1 段（MCA-M_1）不连续，血栓不除外，但未能完全取出，考虑合并动脉粥样硬化斑块，大脑中动脉部分再通。介入操作术后考虑患者为血友病，未应用抗血小板药物，应用银杏叶提取物、依达拉奉、丁苯酞等辅助用药。凝血因子方面，给予快速减少替代治疗药物，同时给予针灸、康复训练等措施，患者肌力及语言功能逐渐恢复。

随着血友病替代治疗技术的进步，血友病患者的预期寿命大大增加。同时，中老年血友病患者因血友病性关节炎、退行性骨关节炎接受外科手术的也将越来越多。血友病患者本身的动脉粥样硬化和大量输注凝血因子都使得心脑血管系统血栓的发生率越来越高。对于血友病患者，此类动脉血栓栓塞性疾病处理起来比较棘手。目前尚无充分的循证医学证据指导预防和治疗策略。但是根据已有的文献，多数支持采用和普通人群类似的预防和治疗策略，包括抗血小板药物的应用、介入及支架技术、血管搭桥、抗凝治疗等。但须充分评估出血及血栓的风险，严密监测。

四、诊治要点

血友病患者随着年龄增长，也会出现心脑血管系统疾病。这些患者接受手术治疗时，围术期大量应用凝血因子，进一步增加心脑血管系统动脉血栓栓塞性疾病发生率。根据已有的文献，多数支持采用和普通人群类似的预防和治疗策略，包括抗血小板药物的应用、介入及支架技术、血管搭桥、抗凝治疗等。但须充分评估出血及血栓的风险，严密监测。

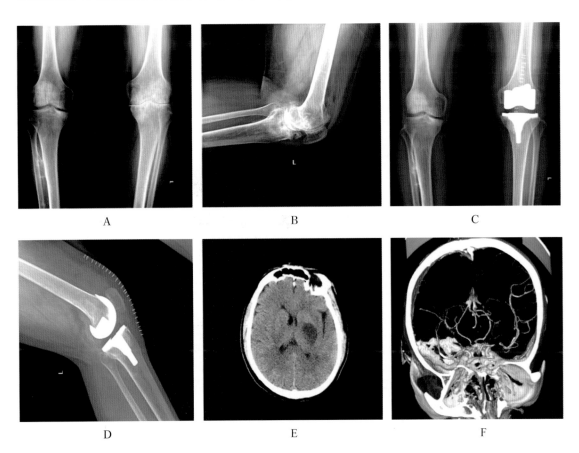

A   B   C

D   E   F

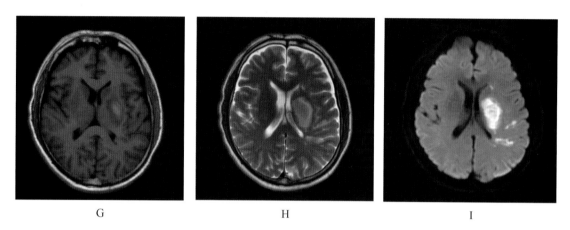

■ 图9-6　男性，41岁，诊断"血友病性关节炎、左膝关节屈曲畸形、乙型血友病"，在全麻下行左侧人工膝关节表面置换术。A～B，术前左膝正侧位X线片显示左膝关节关节面破坏，关节间隙狭窄，符合血友病性关节炎；C～D，左膝人工关节置换术后正侧位X线片显示假体位置良好；E，头颅CT显示左侧基底节区域低密度，符合脑梗死；F，头颅CTA显示大脑中动脉M_1段充盈缺损，考虑血栓形成；G～I，头颅MRI显示左侧基底节区异常信号影，符合亚急性脑梗死

（董玉雷）

参考文献

[1] Putte DEFVD, Fischer K, Schutgens REG, et al. Does haemophilia protect against ischaemic cardiovascular disease?[J]. Haemophilia, 2011, 18(1):e35-e36.

[2] Wang JD, Chan WC, Fu YC, et al. Prevalence and risk factors of atherothrombotic events among 1054 hemophilia patients: A population-based analysis[J]. Thrombosis Research, 2015, 135(3):502-507.

[3] Pocoski J, Ma A, Kessler CM, et al. Cardiovascular comorbidities are increased in US patients with haemophilia A: a retrospective database analysis [J]. Haemophilia the Official Journal of the World Federation of Hemophilia, 2014, 20(4):472-478.

[4] Aledort LM. Factor IX and thrombosis[J]. British Journal of Haematology, 2010, 19(S30): 40-42.

[5] Philippou H, Adami A, Lane DA, et al. High purity factor IX and prothrombin complex concentrate (PCC): pharmacokinetics and evidence that factor IXa is the thrombogenic trigger in PCC [J]. Thromb Haemost, 1996, 76(1):23-28.

[6] Cayla G, Morange PE, Chambost H, et al. Management of cardiovascular disease in haemophilia[J]. Thrombosis Research, 2013, 132(1):8-14.

第七节　血友病术后静脉血栓的处理

一、病例摘要

29岁男性，因"右侧髋关节疼痛、活动受限8年余，加重1年"入院。诊断为"右髋血友病性关节炎、乙型血友病"。入院后完善检查，请血液科会诊，制订围术期凝血因子替代方案。全麻下行右侧全髋关节置换术，术后给予凝血酶原复合物预防关节内出血，并指导功能锻炼。术后13天出现左下肢肿胀，超声提示左下肢深静脉广泛血栓形成，给予左下肢抬高制动及低分子肝素抗凝，治疗后患者左下肢肿胀逐渐消失，低分子肝素逐渐减量停用。术后50天再次因左下肢肿胀、阴囊静脉曲张肿胀入院。考虑为静脉血栓后遗症，给予弹力袜，口服西洛他唑对症，输血浆后理疗。服用西洛他唑2天后出现右踝关节血肿，停用西洛他唑。术后2个月出现左侧膝关节肿胀疼痛，考虑为关节内出血，卧床休息输血浆，逐渐好转。

二、病例简介

29 岁男性，"右侧髋关节疼痛、活动受限 8 年余，加重 1 年"入院。患者年幼 4 岁牙出血不止诊断"乙型血友病"，逐渐出现肘、膝、踝多关节活动受限，但无明显疼痛。8 年前无明显诱因出现右髋疼痛，休息减轻，劳累加重，未做特殊诊治。近 1 年来，疼痛症状加重，门诊髋关节 X 线显示右髋关节明显破坏。（图 9-7A～B），此次为求手术治疗收入我科。**入院查体**：跛行步态，右下肢较左侧短缩 2cm。右髋屈曲 45°，伸直 0°，内外旋、内收、外展均为 0°。右下肢纵向叩击时右髋疼痛明显。**辅助检查**：髋关节 X 线：右侧股骨头变扁，关节间隙消失，股骨大转子上移 2cm。FIX：C<2%，凝血功能 APTT 108 秒。

术前准备

完善各项检查和化验，预试验给予凝血酶原复合物 40U/kg，测量凝血因子 IX 活性如下表：

时间点	用药前	输即刻	1 小时	3 小时	6 小时	12 小时	24 小时
IX 活性	1%～3%	109%	103%	85%	74%	48%	30%
IX 抗体	（－）						（－）

制订围术期凝血因子替代方案：

1. 手术当日凝血酶原复合物 40U/kg，q12h。

2. 术后第 1～2 天：40U/kg，qd。

3. 术后第 3 天以后：30～15U/kg，qd。

手术过程

手术为全麻下行右侧人工全髋关节置换术（生物型，陶瓷头），术中见股骨头软骨破坏、股骨头变扁，髋臼内软组织及关节囊周围可见含铁血黄素沉积，符合血友病性关节炎表现，手术过程基本同非血友病的全髋关节置换，但血友病性关节炎关节囊周围软组织因长期出血、血肿机化，质地坚韧，大量纤维瘢痕形成，手术显露、脱位及复位较常规手术更困难。手术过程顺利，出血600ml，输血400ml（图9-7C～D）。

术后处理

手术当天、术后第1～2天均为3000U凝血酶原复合物，术后第3天减为1500U，第4～6天减为1200U，此后逐渐减量至术后第12天停用。术后13天，患者左下肢明显肿胀，超声提示左下肢深静脉广泛血栓形成。血液科会诊，建议低分子肝素4000U，q12h。每周2次补充新鲜血浆400ml，应用10天后用小剂量低分子肝素维持，监测凝血及血小板变化。严格卧床，APTT保持在60秒左右。术后18天，肿胀明显减轻，复查超声血栓部分再通。低分子肝素减为6000U，qd。术后22天，APTT 69秒，低分子肝素减为4000U，qd，下地开始功能锻炼。术后24天，APTT 76秒，停用低分子肝素。下床活动，恢复功能锻炼并出院。术后50天再次因左下肢肿胀、阴囊静脉曲张肿胀入院。考虑为静脉血栓后遗症，给予弹力袜，口服西洛他唑对症，输血浆后理疗。服用西洛他唑2天后出现右踝关节血肿，停用西洛他唑。术后2个月出现左侧膝关节肿胀疼痛，考虑为关节内出血，卧床休息输血浆，逐渐好转。

三、病例分析

该患者年幼时因反复出血诊断为血友病，入院查 FIX 活性 <2%，凝血功能显示 APTT 108 秒。诊断为乙型血友病明确。患者多关节因反复出血继发血友病性关节炎，肘、髋、膝、踝等多关节受累。但右髋关节疼痛明显，X 线显示右股骨头变扁，关节间隙狭窄，手术指征明确。关节置换手术作为骨科大手术，术后出现血栓的风险较高，对此，国内外已经形成一致的指南。围术期均应常规进行血栓预防。血友病患者作为一类特殊人群，由于其特殊的凝血障碍，人们多关注在出血风险控制上。根据文献报道，血友病患者行骨科大手术，围术期血栓发生率较低。其实，由于围术期大量输入凝血因子，血友病患者围术期凝血功能已经纠正到相对正常甚至高凝状态，因此，围术期也有可能出现血栓事件。Hermans 报道了 29 例血友病大手术，术后行下肢超声检查，发现 3 例下肢深静脉血栓（10%）。对于血友病患者行骨科大手术的围术期血栓预防，目前尚未达成共识或指南。

本患者出现深静脉血栓之后，给予低分子肝素抗凝，监测 APTT，随着 APTT 逐渐延长，将低分子肝素减量。但血栓同时可能合并关节腔出血，此时需间断输注新鲜冰冻血浆进行纠正。静脉血栓可能会出现后遗症，此时可通过物理措施，比如弹力袜、理疗缓解症状。血友病患者围术期是否需要进行血栓预防尚未形成共识。根据文献报道，血友病出现深静脉血栓的概率较低，本组病例发生率约为 1%（1/98）。远低于正常人群。故多数学者认为无需常规进行药物抗凝。ACCP 指南推荐间歇充气加压装置是一线预防措施。

四、诊治要点

乙型血友病由于缺乏凝血因子IX，围术期可应用凝血酶原复合物（含凝血因子 Ⅱ、Ⅶ、Ⅸ、Ⅹ）进行替代治疗。但需警惕短时间大剂量应用凝血酶原复合物有增加深静脉血栓事件的风险。根据文献报道及我们的经验，术后一般无需常规应用药物抗凝，但可应用间歇充气加压装置进行物理预防。应充分评估出血和血栓风险，尽快减少凝血酶原复合物的应用，如有条件，尽量应用纯凝血因子Ⅸ可降低血栓风险。一旦发生下肢肿胀，需考虑下肢深静脉血栓的可能性。超声一般可明确诊断。与正常人群类似，多数深静脉血栓可采用保守治疗，应用低分子肝素抗凝2周，监测APTT及出血情况，血栓可再通。对于静脉血栓导致的后遗症，给予弹力袜、理疗等物理方法进行治疗，可取得满意效果。

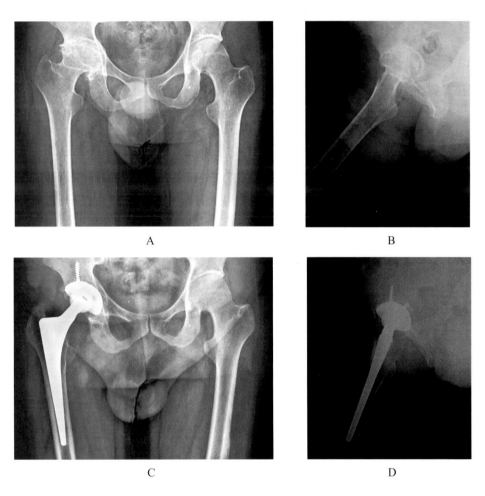

▊ 图9-7　男性，29岁，诊断"右髋血友病性关节炎、乙型血友病"，行右侧全髋关节置换术。A~B，术前右髋正侧位X线片显示右侧股骨头变扁，髋关节间隙消失，符合血友病性关节炎表现。C~D，术后右髋正侧位X线片显示右侧全髋关节置换术后假体位置良好

（董玉雷）

参考文献

[1] 邱贵兴. 中国骨科大手术静脉血栓栓塞症预防指南 [J]. 中华骨科杂志, 2016, 36(2):65-71.

[2] Holbrook A, Schulman S, Witt D M, et al. Evidence-based management of anticoagulant therapy: Antithrombotic Therapy and Prevention of Thrombosis, 9th ed: American College of Chest Physicians Evidence-Based Clinical Practice Guidelines[J]. Chest, 2012, 141(2):e152S-e184S.

[3] Franchini M. Thrombotic complications in patients with hereditary bleeding disorders[J]. Thromb Haemost, 2004, 91(2):298-304.

[4] Miles J, Rodrí-guez-Merchá n EC, Goddard NJ. The impact of haemophilia on the success of total hip arthroplasty [J]. Haemophilia, 2010, 14(1):81-84.

[5] Zakarija A, Aledort L. How we treat: venous thromboembolism prevention in haemophilia patients undergoing major orthopaedic surgery [J]. Haemophilia the Official Journal of the World Federation of Hemophilia, 2010, 15(6):1308-1310.